CB139845

CURE-SE

Carol Ritberger

CURE-SE

Descubra os segredos da cura através da emoção

Tradução
Caio Nehring

LAROUSSE

Edição brasileira

Gerente editorial	*Solange Monaco*
Editor	*Isney Savoy*
Preparação de texto	*Nilda Nunes e Valentina Nunes*
Revisão	*Denise Alexandrini e Maria Aiko Nishijima*
Capa	*Bruna Lis Bortolotto*
Foto de capa	*Ove Tøpfer*
Diagramação	*Luciana Di Iorio*
Produção gráfica	*Marcelo Almeida*

Dados Internacionais de Catalogação na Publicação (CIP)
(Câmara Brasileira do Livro, SP, Brasil)

Ritberger, Carol
Cure-se : descubra os segredos da cura através da emoção / Carol Ritberger ; tradução Caio Nehring. -- São Paulo : Larousse do Brasil, 2008.

Título original: Healing happens with your help.
ISBN 978-85-7635-396-6

1. Cura 2. Emoções 3. Manifestações psicológicas de doenças
4. Medicina psicossomática
I. Título.

CDD-616.08
08-08006 NLM-WM 090

Índices para catálogo sistemático:
1. Doenças psicossomáticas : Emoções e sentimentos : Cura : Medicina psicossomática
616.08

1ª edição brasileira: 2008
1ª reimpressão: 2009
Direitos de edição em língua portuguesa, para o Brasil, adquiridos por Larousse do Brasil Participações Ltda.

Av. Profa. Ida Kolb, 551 - 3º andar - São Paulo - SP - CEP 02518-000
Tel.: 55 11 3855-2290 | Fax: 55 11 3855-2280
E-mail: info@larousse.com.br
www.larousse.com.br

Este livro é dedicado à nossa filha Cynthia Franke, que curou a si mesma porque acreditou que podia fazê-lo.

SUMÁRIO

INTRODUÇÃO

Enfermidades não são óbvias

O propósito deste livro é claro, simples: falar sobre a cura e sobre o que você pode fazer para curar-se. Mas isso não é assim tão fácil, porque a maneira como você se envolve nesse processo depende muito das percepções que possui.

Se você vê a enfermidade como resultado de fatores externos, como infecções bacterianas, contaminação ambiental ou algo que ingeriu, isso significa que sua abordagem de cura será focada nas necessidades de seu corpo. Se você encara a enfermidade como uma espécie de "punição psicológica" por algo que você fez de errado, assim é mais difícil entendê-la como uma oportunidade para aprender mais sobre você mesmo ou, ainda, como um fator capaz de revelar o que precisa ser alterado em sua vida. Se você espera que outras pessoas o curem e aceita a ideia de que um único tratamento serve para todos os males, então você não compreenderá que a enfermidade é uma busca pessoal pela *totalidade*. E o mais importante: se você pensa que falamos aqui sobre o óbvio, as chances de você ter sucesso em se curar reduzem significativamente, pois não enfocaremos algo visível. Ao contrário, estamos tratando de fatores obscuros que têm grande impacto em cada aspecto de sua vida.

A enfermidade tem relação direta com o que está arraigado na psique humana – pensamentos, emoções, atitudes, crenças, percepções ou temas de fundo que influenciam o que pensamos, como nos sentimos a nosso respeito, por que agimos da maneira que agimos, nosso senso de realidade e se acreditamos ou não que podemos nos curar de verdade. Ela reflete nossa história de vida e revela o impacto que nossos condicionamentos tiveram em nosso senso. E não afeta apenas o corpo; influencia a mente, a energia física e também a alma. De certa maneira, a enfermidade representa uma desconexão psicoespiritual entre esses elementos, chamando nossa atenção para o que deve ser feito se quisermos restaurar totalmente a saúde.

Através da conexão alma/mente/corpo, a enfermidade revela exatamente como armazenamos emoções negativas em nossos órgãos, glândulas e músculos e como retemos medos e crenças em nossa espinha dorsal. Mas como tudo isso envolve mais do que o olho pode captar, a maneira como devemos nos tratar deve obedecer às necessidades do nosso próprio corpo e evoluir para o tratamento da fonte que origina essa desconexão – a mente. Sem mudar o estado mental, nossa alma, energia e eu-físico continuarão à mercê dos fatores que repousam no funcionamento da mente.

Separação

Ao longo da história da medicina, médicos e filósofos sempre concordaram sobre fatores que contribuem para a formação da enfermidade. Eles sempre souberam que, para tratá-la, seria preciso curar o paciente em sua totalidade – e tudo deveria começar pelo estado mental.

Mas se esse era um conhecimento consolidado, o que teria acontecido para se alterar tão radicalmente a maneira como hoje se concebem e se tratam as enfermidades? Por que se passou de uma visão psicoespiritual holística para o dogma científico de que corpo e mente são independentes? Essa nova visão descaradamente deprecia os poderes curativos da alma e sequer lida com suas necessidades. Tampouco leva em consideração fatores psicológicos que estão ocultos no interior da enfermidade. Por que eles não são tratados? Talvez possamos encontrar respostas para essas questões se considerarmos que a evolução da medicina tem:

- valorizado mais o que é tangível e o que pode ser avaliado;
- desconsiderado a conexão entre pensamentos e emoções e o papel que essa ligação exerce no desenvovlimento das enfermidades, especialmente no impacto que tem sobre o sistema imunológico;

- separado corpo e mente, e os dois da alma, esquecendo-se de que o corpo físico perde sua vitalidade quando sujeito a essa divisão, tornando-se suscetível às enfermidades;
- ignorado o fato de que a cura não ocorre se não forem tratados também os fatores subjetivos da enfermidade, a saber: pensamentos, emoções, atitudes, crenças, percepções e temas de fundo;
- enxergado o corpo sob perspectiva biomecânica, acreditando que as partes não estão conectadas, em vez de concebê-lo sob a perspectiva holística, que entende o eu-físico como uma totalidade;
- desconsiderado que a enfermidade e a saúde são contínuas e que a diferença entre ambas está na qualidade dos pensamentos;
- negligenciado o propósito da enfermidade.

O propósito da enfermidade

A enfermidade é um reflexo de como a alma, a mente e o corpo estão interagindo entre si e como os três respondem, ajustando-se às influências internas e externas.

O objetivo da enfermidade é alertar para a necessidade de que algo precisa ser mudado se quisermos ter boa saúde. Ela nos diz, por exemplo, que é preciso evitar os pensamentos negativos que criam limitações e nos paralisam, que distorcem a percepção que temos de nós mesmos. A enfermidade chama nossa atenção para o fato de que esses pensamentos criam atitudes prejudiciais que nos levam a comportamentos anormais. É um alerta para não darmos continuidade às velhas histórias que um dia causaram nossas feridas emocionais.

A enfermidade pode nos dizer que precisamos mudar nosso estilo de vida se ele não é condizente com a boa saúde, que precisamos modificar hábitos que têm impacto negativo sobre nosso corpo. Pode também revelar que talvez devêssemos reformular os tipos de interação que atraímos ou nos mostrar que é hora de sairmos de um relacionamento emocional destrutivo. Pode ainda indicar a necessidade de começarmos a expressar nossas emoções em vez de contê-las, o que sempre acaba por comprometer nossa imunidade.

Sempre que a enfermidade se manifesta – seja na forma de tensão muscular, dores, sofrimentos ou quaisquer outros sintomas diagnosticáveis, ela deixa claro que é hora de mudar o que está causando a desconexão entre alma, mente e corpo, algo que já começou a nos fazer mal.

Outro objetivo da enfermidade é elevar nossa consciência mental em relação às nossas necessidades físicas, orientando-nos a focar nossa atenção na conexão entre mente e corpo. O estado alterado provocado pela enfermidade às vezes pode gerar ansiedade ou inquietação, mas o objetivo é justamente alertar nossa mente que ela precisa escutar as mensagens do corpo e parar de ignorá-las.

Quando estamos sob pressão, porém, essas mensagens passam despercebidas porque estamos, em geral, tão imersos em nossa mente que esquecemos do nosso eu-físico. Nesse caso, o corpo aumenta seu volume de comunicação, até que a mente tenha de lidar com isso, pois passamos a experimentar reações como a do estresse agudo. Nesse ponto, o corpo capta a atenção da mente que no momento não está podendo pensar com clareza. Ele entra em estado de alarme, pois o coração dispara, a respiração se torna acelerada e superficial, delineia-se uma arritmia cardíaca. A mente fica então tão focada nas batidas irregulares que imediatamente ordena pensamentos, dizendo-nos que é hora de procurar um médico.

Ter o corpo submetido ao estresse agudo implica grande desgaste de energia, o que prejudica seu sistema imunológico. Ao longo do tempo, esse processo pode acarretar sérios problemas de saúde.

O que a enfermidade revela

A enfermidade está relacionada com a qualidade de nosso pensamento, pois é ele que determina quem nós somos, o que nos tornamos, como nos sentimos, assim como o estado de nossa saúde e bem-estar. Tudo o que falamos e fazemos, a maneira como agimos e interagimos com outras pessoas – cada situação, evento e experiências que atraímos, tudo é reflexo do que pensamos. No caso da enfermidade, os pensamentos criados são contraproducentes em relação às necessidades do corpo e da alma, comprometendo-os a ponto de ambos ficarem doentes, retraídos, permanentemente em estado de alerta em vez de estarem abertos ao crescimento. Quando estamos submetidos a essa sitação, a energia vital da alma e a energia física se exaurem e o eu-físico entra em estado de crise hormonal. Isso aumenta a pressão sanguínea e a acidez do trato digestivo, o que pode levar a problemas glandulares como hipotireoidismo, hipertireoidismo, desordens suprarrenais, pancreatite e problemas de reprodução. Essa condição também força a mente a permanecer em um estado mental de excitação e hipervigilância, que pode levar à fadiga psicológica, causando, inclusive, desordens de ansiedade e insônia.

Infelizmente, muitos dos pensamentos que guiam nosso comportamento influenciam nossa escolhas. Enfermidades têm muito a ver com estilos de vida, hábitos e padrões de comportamento. À medida que nos tornamos mais ocupados e as exigências mais urgentes, criamos expectativas e comprometemo-nos com atividades que nos deixam pouco tempo para relaxar ou restabelecer a saúde. Fazemos refeições em meio à correria escolhendo os alimentos errados; descansamos menos e utilizamos sedativos para tentar dormir nem que sejam algumas horas por noite. E tomamos tranquilizantes e antidepressivos numa porcentagem alarmante.

Nosso pensamento também é consumido pela ideia de emagrecer, experimentando todas e quaisquer dietas que surgem prometendo eliminar quilos adicionais, adquiridos devido ao estresse. O alcoolismo e o uso de drogas estão em alta, embora saibamos que eles encurtem a expectativa de vida. O mesmo acontece com o cigarro, apesar de termos consciência de que se trata de um hábito que causa câncer de pulmão. Mesmo assim, fumantes continuam acendendo seus cigarros, mesmo quando não têm fôlego sequer para subir um lance de escadas. Por quê? Porque abandonar um hábito é tão desagradável que é melhor mantê-lo. Infelizmente, mesmo sabendo que é prejudicial ao corpo, o cérebro se torna tão viciado a ponto de se apoiar na dependência química como um mecanismo de defesa (ou de enfrentamento) diante das exigências do mundo exterior. Como consequência, o cérebro cria pensamentos que nada mais fazem do que corroborar o hábito em questão.

Pesquisas recentes no campo da psiconeuroimunologia (PNI), que trata da relação entre emoções e o funcionamento do sistema imunológico, revelam que padrões de comportamento desempenham papel significativo no aumento da suscetibilidade a enfermidades, especialmente em diagnósticos de enfermidades cardiovasculares, asma, depressão, desordens autoimune e câncer. O trabalho científico mostra que pessoas com mais risco de desenvolver enfermidades graves são aquelas que mostram os seguintes padrões de comportamento:

- vivem problemas emocionais não resolvidos que consomem seus pensamentos;
- não dominam mecanismos de superação capaz de fazê-las lidar com o estresse emocional;
- tendem a enxergar a vida sob uma perspectiva negativa;
- em geral, são consumidas por preocupações, vivem receosas de que algo ruim possa lhes acontecer ou às pessoas que amam;
- são incapazes de dar e receber amor e carecem de amor-próprio;
- são excessivamente controladoras;
- riem pouco ou raramente se envolvem com atividades que desenvolvem seu senso de humor;
- levam a vida muito a sério e possuem expectativas irreais;
- sofrem emocionalmente e veem os desafios como obstáculos, em vez de encará-los como oportunidades de mudança;
- têm tendência a recusar para si mesmas aquilo que poderia melhorar sua própria qualidade de vida;
- administram mal as necessidades de seu corpo, deixando de alimentá-lo de maneira apropriada ou dar-lhe descanso suficiente;
- carecem de flexibilidade mental e de habilidade para corrigir o curso da própria vida, quando necessário;
- continuam a fazer escolhas baseadas na opinião dos outros e não no que pensam de verdade;
- têm dificuldade para expressar suas necessidades emocionais ou solicitar aos outros aquilo que necessitam;
- são incapazes de estabelecer limites saudáveis;
- não veem sentido na própria vida e sentem-se desesperançosos;
- resistem às mudanças e se recusam a libertar-se do passado;
- não acreditam que o estresse possa afetar o corpo ou contribuir para o desenvolvimento de enfermidades.

Tenho certeza de que todos nós nos encaixamos, em algum momento de nossa vida, em pelo menos um desses itens. Ainda hoje é assim comigo, mas isso não significa que apresentar um ou outro desses padrões de comportamento implique predisposição imediata para desenvolver uma enfermidade grave. Serve apenas para indicar que se mantivermos esse modo de ser e agir por períodos prolongados, maiores serão as chances de desenvolvermos alguma enfermidade, ao mesmo tempo em que continuaremos a ter hábitos e estilo de vida que não são condizentes com a vida saudável que desejaríamos ter. Essa observação serve para enfatizar que, enquanto mantivermos comportamentos prejudiciais à saúde, perdemos o entusiasmo pela vida e prejudicamos a habilidade de nossa alma em conseguir se curar.

O tema deste livro

Este livro tem o propósito de compartilhar com vocês tudo o que aprendi sobre enfermidades e curas quando era estudante de medicina intuitiva, um período de vinte e cinco anos anos, ocasião em que passei por inúmeras sessões individuais, trabalhando tanto com médicos alopatas quanto com praticantes da medicina holística, além de minha experiência de mais de quinze anos como pesquisadora ativa, quando estive estudando, entrevistando e observando trabalhos que relacionam alma, corpo energético, mente e eu-físico. Minha intenção com esta obra é poder integrar conhecimento científico com sabedoria esotérica, de forma que tanto a abordagem racional quanto a filosófica sobre a cura sejam levadas em conta, para que assim eu possa oferecer uma perspectiva abrangente sobre o que causa a enfermidade.

Cure-se – descubra os segredos da cura através da emoção ensina a descobrir os elementos ocultos que contribuem para o desenvolvimento de enfermidades, para que assim você possa tratar de todos eles. É minha intenção oferecer uma compreensão mais profunda da razão por que ficamos doentes, para em seguida apresentar ferramentas a serem utilizadas a fim de facilitar e acelerar o processo de cura. Fazem parte deste livro gráficos que desenvolvi ao longo dos anos, os quais apontam emoções e medos suprimidos estocados energeticamente dentro de nossos órgãos, glândulas, músculos e no plexo da espinha dorsal. Espero que você se torne capaz de descobrir onde emoções negativas como raiva, ressentimentos, hostilidades, tristezas, decepções e culpas estão armazenadas.

Este livro pretende transmitir o conhecimento necessário que, espero, seja fundamental para ajudar você a se livrar das feridas emocionais armazenadas em seu corpo. Também quero compartilhar a importância de permanecermos abertos e receptivos a todas as modalidades à nossa disposição. O modelo ideal de cura é aquele que integra o melhor que a medicina alopática pode oferecer com o melhor da medicina holística. Acredito que a atitude mais correta é explorar e pesquisar o que está disponível, pois a medicina alopática e seu avanço tecnológico estão possibilitando prolongar a vida e manter as pessoas mais saudáveis. No caso do câncer, por exemplo, é possível recorrer a quimioterapia, radiação e cirurgias, como também às mais recentes abordagens, como as altas dosagens de vitamina C administradas em forma de gotas, oxigenação hiperbárica, homeopatia, medicina chinesa, limpeza ou purificação de fígado e cólon e terapia de quelação.

Esta obra fala sobre como despertar a própria capacidade interior de autocura e procura ensinar as pessoas a se libertarem de pensamentos, emoções, atitudes, crenças e temas de fundo que as impedem de ter uma vida de alegrias. A questão é assumir a responsabilidade pela própria cura e lembrar-se de que as outras pessoas são apenas coadjuvantes nesse processo: elas realmente não podem curá-lo, só você pode fazer isso por você mesmo.

Do que este livro não fala

A presente obra *não* pretende atribuir culpa ou causar vergonha em ninguém por estar doente ou por não ser capaz de curar-se. Apesar de tentarmos fazer a coisa certa perante os olhos dos outros, isso é virtualmente impossível. Porque "o certo" é subjetivo, ou seja, aquilo que consideramos correto pode estar a anos-luz da crença dos outros. Eu acredito que o conceito "estar certo" nada mais é do que uma ferramenta de manipulação para nos manter sob controle comportamental. Importante é tentarmos ser autênticos. Quando abordamos a vida e a nossa saúde sob essa perspectiva, não suprimimos nossas emoções nem nos depreciamos. Pelo contrário, permitimos que nossas forças e supremacia encontrem vozes, para assim nos capacitarmos a nos unir ao nosso próprio terapeuta interior. Passamos da culpa para a confiança em nós mesmos, para não desistirmos e permanecermos inabaláveis quando a situação for delicada. Assim aceitamos a nós mesmos, o primeiro passo para o processo da cura.

Não pretendo, portanto, estabelecer aqui um tratado formal ou técnico, mas uma compilação de minhas observações apresentadas por médicos respeitados, filósofos, metafísicos e alquimistas, de acordo com suas percepções do que é necessário para que a cura aconteça.

Como utilizar este livro

Existem muitos livros de autoajuda que falam sobre como curar-se e compreender a enfermidade, como usar determinadas técnicas para mudar pensamentos, emoções, atitudes e crenças que acabam por impedir que se desfrute de boa saúde. Considerando a existência dessas obras, procurei fazer diferente neste livro, organizando-o mais como uma ferramenta, uma referência para se conseguir localizar os fatores ocultos que estão por trás das enfermidades, para, assim, contribuir para o processo de cura.

Antes, porém, é importante dar uma palavrinha sobre meu estilo: escolhi usar a palavra *enfermidade* em vez de *doença,* como a medicina alopática faz, porque enfermidade envolve a alma tanto quanto o corpo ou a mente. Doença refere-se unicamente ao corpo. Utilizo a palavra *cérebro* em algumas situações e *mente* em outras, porque o cérebro é o responsável por enviar mensagens eletroquímicas para alma, mente e corpo. Por outro lado, a mente abrange todos os pensamentos, emoções, atitudes, crenças, percepções e temas de fundo – todos os elementos que afetam o comportamento e têm impacto sobre a saúde e o bem-estar do corpo. O cérebro é estrutura; e a mente, funcionalidade. Evitei jargões médicos porque não creio que sejam necessários.

Em seu todo, este livro fala sobre como criar um novo modelo psicoespiritual de cura; sobre como mudar a percepção da cura partindo do distanciamento para a totalidade, do externo para o interno, reconhecendo que a alma é inseparável do corpo e da mente e que quando tudo trabalha em cooperação unificada, pode-se então manter a boa saúde.

Encarar a enfermidade de outra maneira

Na evolução de todas as coisas é sempre necessário existir um catalisador que alavanque a mudança. Neste caso, houve uma profunda transformação na maneira como as pessoas veem sua enfermidade e o papel que querem desempenhar no seu processo de cura. Em vez de transferir a responsabilidade do tratamento e cura ao médico, como vem sendo feito há décadas, há um grupo em expansão que decidiu assumir o encargo de participar de sua própria cura e reconhecer a existência de outros fatores que precisam ser tratados para a cura efetiva ocorrer.

Essa mudança de percepção gerou um crescimento explosivo nos campos holísticos e complementares da medicina, já que essas modalidades tratam da alma, da mente e do corpo e veem as três de forma inseparável. Elas buscam revelar os fatores psicológicos fundamentais que contribuem para a formação da enfermidade e trabalham na mudança de ambos os estados: o mental e o físico.

Quanto mais aprendemos, mais clara se torna nossa necessidade de mudar a maneira como vemos a enfermidade. Talvez seja o momento de colocar de lado as diferenças de percepção e preconceitos em torno da cura e retornar a abordagem que foi bem-sucedida durante milhares de anos. Melhor ainda, vamos expandir e criar um novo modelo de cura, visando a:

- combinar o melhor do que as medicinas alopatas e holísticas oferecem para a equação da cura sob a perspectiva psicoespiritual, a qual busca restaurar a homeostasia entre a alma, mente e corpo;
- oferecer opções de tratamento que são projetados para trabalhar com a percepção da enfermidade do indivíduo que vai encorajá-lo a participar ativamente de seu próprio processo de cura;
- focar a cura e não o remediar;
- reconhecer e compreender que os estados emocionais e mentais afetam o estado físico e vice-versa;
- aceitar a interconexão e inter-relação entre a alma, a energia física, a mente e o eu-físico, cuja intenção é desvelar pensamentos, emoções, atitudes, crenças, percepções e temas de fundo que estão rompendo com o bem-estar de todos;
- reconciliar as diferentes percepções da enfermidade, de maneira a estabelecer noções comuns de como os fatores psicológicos podem afetar a saúde do corpo físico.

Esse novo modo de cura será melhor? Isso depende da percepção de cura que se tem. Se você perguntar aos adeptos da medicina alopática, não fique surpreso se receber uma resposta negativa. Por outro lado, se a questão for colocada para alguém envolvido com holística e medicina integrativa, você terá um *feedback* positivo. Mas o verdadeiro beneficiário da questão é você. Se você escolher transformar sua percepção, mude seus conceitos e faça o que pode para eliminar os fatores ocultos por trás da enfermidade. Espero que este livro o ajude a dar aquele primeiro passo importantíssimo em sua jornada pessoal de cura.

PARTE I

Natureza da cura

"A cura do corpo físico, sem mudança dos aspectos mentais e espirituais, traz, na verdade, pouca ajuda ao indivíduo no final do processo."
– Edgar Cayce

"O médico do futuro não ministrará remédios, mas instruirá seu paciente sobre o cuidado com a estrutura humana, dietas e prevenção de doenças."
– Thomas Edison

"O maior milagre de todos é a raça humana."
– Marya Mannes, em *More in Anger*

CAPÍTULO 1

Tratar e curar não são a mesma coisa

Quantas vezes você escutou alguém dizer: "Eu me curei de um câncer" ou "Acabei de ler que encontraram um novo tipo de cura para sua doença"? Embora certamente seja agradável saber que a medicina, a pesquisa médica e a tecnologia possam efetivamente livrar o corpo de enfermidades que há vinte ou trinta anos teriam resultado em morte, elas ainda não podem, porém, nos ensinar como nos curar ou mesmo nos recompor das enfermidades que nos afligem. Por quê? Remediar e tratar uma enfermidade não são a mesma coisa – não na abordagem, não naquilo que exigem do paciente ou nos resultados que alcançam.

Infelizmente, mesmo com todos os recentes avanços, a medicina ainda se guia pela medicação e pelo tratamento, ou seja, a restauração do corpo ao mesmo estado em que se encontrava antes de se tornar enfermo. Não se olha para a cura como se fosse a recuperação do corpo, no sentido de deixá-lo melhor do que se encontrava.

No entanto, isso tende a mudar na medida em que o maior número de pessoas tornam-se mais instruídas sobre bem-estar e saúde e passam a compreender que sua condição requer mais do que apenas consultar um médico. Há uma grande oportunidade surgindo e que pode muito bem mudar a maneira como lidamos com a enfermidade. Estamos no limiar da criação de um novo modelo de cura que não somente mudará os métodos de diagnose, como também transformará o tratamento.

Mesmo assim, se tivéssemos de reexaminar a história da medicina, iríamos descobrir que essa abordagem não é nova. Em vez de tentarmos apenas aliviar o corpo físico de seus sintomas, desconfortos, dores e aflições, deveríamos procurar remover os fatores ocultos por trás das enfermidades. Esses fatores são os verdadeiros responsáveis por impedir a alma – o núcleo, a essência de quem somos – de encontrar sua expressão física por meio de pensamentos, palavras e comportamentos, por isso eles comprometem nossa essência, induzem-nos a criar uma ideia distorcida de quem somos. O modelo aqui proposto visa a remover pensamentos prejudiciais à saúde, emoções, atitudes, crenças, percepções e temas de fundo, os quais criam um estado mental e físico não saudável. Busca-se aqui restaurar o equilíbrio entre mente, corpo, espírito e alma – não para curar apenas a indisposição do corpo, mas para proporcionar a cura em si.

Em todas as civilizações da história, há relatos descrevendo como metafísicos, alquimistas, hermetistas, xamãs, curandeiros e até mesmo grandes médicos da Grécia aproximaram-se da cura por meio da perspectiva psicoespiritual. Isso significa que eles começaram pela alma e trabalharam de dentro para fora as indisposições e o mal funcionamento do corpo. Escritos de Hermes, Paracelso, Platão, Fludd, Descartes e até Hipócrates – considerado o pai da medicina ocidental – descrevem como a cura do corpo deve começar pela remoção dos fatores que impedem a alma de realizar seu trabalho divino. Todos concordaram que a enfermidade implica a desconexão de nossa natureza espiritual e todos acreditaram que quando os pensamentos não saudáveis e o comportamento não natural são tratados e eliminados, o corpo físico assim retorna a seu estado natural de equilíbrio. Com isso, o indivíduo desfruta novamente de boa saúde.

Por meio de seus modelos individuais da natureza divina da humanidade e da cura, esses pensadores mostraram que, se deve ocorrer uma restauração, a mente, o corpo e a alma devem funcionar de maneira unificada, cooperativamente, libertando assim a alma para que ela realize seu verdadeiro trabalho. Todos eles também mostraram que há um corpo energético sutil e invisível dentro de nós, que circunda e interpenetra o corpo físico, e que é tão sensível a nossos pensamentos que, se estes não forem saudáveis, deixa de nos proteger causando desconexão entre os três aspectos do eu. A essa interrupção eles chamaram de enfermidade, acreditando que o problema se revelaria no corpo invisível na forma de uma pré-enfermidade, capaz de ser vista e detectada por quem tem o dom da clarividência.

Existem referências sobre como os corpos invisíveis e físicos são a duplicação um do outro, de forma que o que afeta um tem impacto sobre o outro, assim como indícios de que tratar/remediar e curar não são a mesma coisa. O consenso é de que o tratamento só funciona no corpo físico, enquanto a cura trabalha com todos os aspectos – mental, emocional, físico e espiritual.

Remediar

O ato de remediar aponta o foco para as necessidades do corpo físico, já que busca aliviá-lo de desconfortos, dores, aflições, sintomas, crises e enfermidades. Tem pouco a ver com o tratamento dos fatores ocultos, os verdadeiros responsáveis pela formação desses efeitos. Em vez disso, o ato de remediar e de tratar encara a boa saúde como a ausência de sintomas e a eliminação daquilo que está causando funcionamento impróprio do corpo, mesmo que isso signifique remover uma parte desse corpo. Por exemplo: se uma pessoa está sofrendo de câimbras musculares, o tratamento é à base de relaxantes; se a dor está presente, são receitados analgésicos. Se o corpo está fervendo em febre, o tratamento busca abaixá-la; e se o câncer aparece e cresce, o remédio é extirpá-lo, removê-lo.

Esses métodos certamente tornam mais fácil viver fisicamente, mas eles não tratam a origem do problema, apenas seus efeitos. Como resultado, os fatores responsáveis pelo desequilíbrio continuam lá, ganhando mais força, minando a habilidade do corpo em sustentar a boa saúde.

O ato de remediar se foca no "como" e no "por que" da enfermidade. Encara o corpo como uma peça biomecânica, uma máquina, onde a maioria das partes é necessária, sim, mas pode não estar conectada ou não ser interdependente de outras partes para funcionar apropriadamente. Olha para órgãos, glândulas e sistemas e quer apenas compreender como eles "falham" ou quebram e quais partes podem ser substituídas ou reparadas para eliminar o problema. É uma concepção que não leva o estado mental em consideração.

Mesmo assim, o remediar desempenha um papel importante ao aliviar os desconfortos físicos e mentais por meio do uso de remédios e cirurgias. Eles oferecem ao corpo e à mente um tempo para tentar se recuperarem ou restaurarem o estado de equilíbrio anterior à enfermidade. Deixe-me explicar melhor: quando o corpo dói ou se fere, o papel da mente é tentar compreender o problema. Entretanto, não é tão fácil quanto parece, por causa da presença da dor. Sempre que algo dói, a mente esquece o que supostamente deveria fazer. Em vez disso, fixa-se na angústia e o cérebro libera mais receptores de dor, os quais agravam a urgência – premência, insistência, força, empenho – que a mente sente e a distrai ainda mais, inundando-a quimicamente, a ponto de imobilizá-la. Isso acaba transformando a tentativa de restaurar o equilíbrio num círculo vicioso, com o corpo encurralado entre os dois. Nessa altura, o corpo e a mente estão tão receptivos a qualquer coisa que possa ajudá-los a se lembrar como era estar sem dor, que de repente nos surpreendemos comprando remédios de balcão ou drogas com receita médica ou o que mais for preciso, mesmo que normalmente não utilizemos esses métodos.

Remediar dá força para assumir um papel passivo e nos encoraja a delegar o processo de cura a outra pessoa. A relação entre o profissional de saúde e o paciente é geralmente aquela de autoridade e dependência, e, na maioria dos casos, presume-se que o paciente seja incapaz de fazer escolhas consistentes. Como resultado, essas decisões são outorgadas ao profissional de saúde, com o paciente seguindo suas ordens. Embora médicos sejam bem-treinados, peritos e hábeis em sua profissão, um cenário desses não estimula a cura porque não coloca força e ânimo na participação ativa do paciente.

Visto que remediar foca o corpo, raramente leva-se aí em consideração a nossa natureza espiritual. Não se reconhece assim a presença do corpo energético ou o papel da alma.

Curar

Curar, por outro lado, começa com a alma e busca identificar, transformar e remover quaisquer obstáculos que impeçam a mente e o corpo de trabalharem juntos de maneira unificada. O objetivo é ficar melhor do que éramos antes de adoecer e restabelecer a totalidade do ser para que possamos experimentar a boa saúde. Isso envolve a criação de um harmonioso espaço interno para podermos explorar profundamente esses fatores escondidos por trás das enfermidades. Entramos em contato com quem somos permitindo-nos ver o quão poderosos podemos nos tornar quando nos libertamos das limitações do condicionamento.

A cura enxerga a saúde no equilíbrio físico, mental, emocional e espiritualmente. Os órgãos, as glândulas e os sistemas do corpo não sofrem estresse ou desgaste emocional; e a mente é libertada das barreiras mentais e autopercepções distorcidas. A alma está livre dos obstáculos que a impedem de encontrar sua expressão física. Curar lida com a fonte da enfermidade e requer que destranquemos nossos "cofres" psicológicos para podermos arrancar de lá pensamentos prejudiciais e não saudáveis, emoções, atitudes, crenças e temas de fundo responsáveis pela formação da enfermidade.

A cura começa com consciência e acaba com mudança. Ela nos pede para liberar as feridas emocionais enterradas dentro de nós e deixar ir embora as identidades que criamos em torno desses ferimentos. Precisamos desistir de nossos hábitos e zonas de conforto e renunciar a comportamentos prejudiciais que comprometem quem nós realmente somos, mesmo que esse comportamento nos faça sentir seguros ou nos ajude a nos assemelharmos a qualquer outra pessoa.

Para se curar, é preciso assumir um papel ativo nos cuidados com o corpo, não se pode delegar o que acontece com ele. Requer compromisso, determinação e pedir a ajuda de outros. É preciso criar relações cooperativas e estimular a confiança. O profissional de saúde e o paciente trabalham em equipe, discutindo, explorando, pesquisando e tentando alternativas somadas a tratamentos-padrão. Não há nenhum papel autoritário nem o profissional de saúde escolhe a rota correta. Em vez disso, essa pessoa vê seus pacientes como parte do processo de tomada de decisão, no final das contas, como o responsável pelas escolhas relacionadas à sua saúde.

A meta da cura não é consertar, é criar – criar uma autopercepção saudável, pensamentos saudáveis e relação da mesma qualidade. Essa abordagem incorpora às qualidades da alma, tais como amar, aceitar, apreciar, ser compassiva, paciente e tolerante. Ela honra nossa natureza espiritual e reconhece nossos esforços em direção à boa saúde. Liberta-nos de nosso passado de maneira que sejamos livres para criar novamente. Isso é um processo contínuo de autodescoberta e evolução espiritual que envolve rir, gritar, brincar, sermos tolos e espontâneos. É como um retorno à infância, para sermos de novo a criança sedenta em aprender e interagir com as experiências de vida – e pelo simples prazer de descobrir o que for possível.

A cura, porém, pode ser desconfortável e difícil às vezes, à medida que o passado e todas as suas disfunções borbulham para a superfície. Na verdade, pode haver pontos ao longo do processo em que nos questionaremos se podemos realmente fazer isso ou se o esforço vale a pena. No entanto, se perseverarmos, seremos surpreendidos. Ficaremos perplexos com o quanto realizamos e como, na verdade, nossa vida é rica. Vamos nos pegar sentindo-nos muito bem a respeito de quem nós somos e teremos a oportunidade de tocar uma parte de nós mesmos, e que é mais preciosa do que tudo aquilo que possamos adquirir externamente. Faremos contato com nossa alma.

Se podemos nos lembrar de que cura é um modo de vida e não algo que lutamos para conquistar quando adoecemos, aí estaremos mais inclinados a viver com inteligência, de forma simples, honrada e eficiente, e alinhados com nossa verdadeira natureza espiritual. Cada dia se tornará um evento de cura.

Abordagem psicoespiritual da cura

A cura é um processo co-criativo entre alma, mente e corpo; a enfermidade é como uma falha de processo. Os problemas são como representação de algo mais profundo que ocorre internamente e que vai enfraquecendo as defesas do corpo, tornando-o vulnerável aos fatores externos da enfermidade – como vírus, infecções bacterianas, contaminação ambiental ou algo que foi ingerido. A cura psicoespiritual vê a enfermidade como a maneira da alma de alertar a mente para algo que estamos pensando e que não está em alinhamento com nossa natureza espiritual, logo, uma mudança imediata é requisitada antes que afete o corpo.

Essa abordagem da cura funciona através de três premissas:

- um estado mental não saudável contribui para o estado não saudável do corpo físico;
- a cura só ocorre quando problemas não resolvidos no nível psicológico são identificados e removidos;
- apenas nós podemos nos curar.

Seu objetivo é mostrar-nos como identificar os fatores não saudáveis enterrados no fundo de nossos "cofres" psicológicos, como remover esses problemas e liberar sua carga emocional, como criar um canal em nossa natureza espiritual, para que as qualidades curativas da alma e do espírito possam jorrar e serem liberadas. Essa abordagem facilita a cura em um nível superior.

CAPÍTULO 2

Cura em nível superior

O objetivo final da cura é assessorar a alma no processo de evolução, o que significa remover quaisquer obstáculos que impeçam nossa natureza espiritual de ser vivenciada e expressa totalmente em nossos pensamentos, palavras e ações. Seguindo a ordem para que esse objetivo seja alcançado, existem cinco mudanças maiores em nossa percepção:

1. precisamos mudar a percepção que temos de nós mesmos, para assim nos vermos mais do que apenas como corpos físicos. Precisamos nos lembrar de que existimos em duas dimensões – a da matéria, com o corpo físico e a mente; e a da energia, com o espírito e a alma. Nossa natureza espiritual compreende tudo isso;
2. mais do que apenas encarar a enfermidade como causadora de problemas em nosso corpo físico, precisamos compreender que ela tem impacto sobre a mente, o corpo energético e a alma. Precisamos vê-las como um colapso ou falha na interação entre todos esses aspectos que nos constitui;
3. em vez de considerar os pensamentos como independentes, situados nos confins de nosso cérebro, deveríamos saber que eles são a isca energética de nossas experiências, e os determinantes finais da saúde e do bem-estar de nosso corpo físico;
4. precisamos ver que as experiências têm relação entre si e estão conectadas, não desconectadas ou aleatórias. Temos de compreender

que todas as experiências – as boas e as más – desempenham papel integral no processo de evolução;

5. precisamos finalmente entender que a alma e o espírito não são a mesma coisa, mesmo que as duas nomenclaturas sejam utilizadas como sinônimo. Devemos reconhecer que embora seja intangível, a alma ainda é o ímpeto por trás do processo evolutivo e serve de catalisador para as mudanças. Em contraste, a função do espírito é ser a linha vital energética entre a alma, a mente e o corpo.

Alma

A alma é nossa essência central, a fonte de nossa vivacidade. Ela nos fornece a vitalidade energética que anima o corpo físico e ajuda a nos sustentar nas horas mais sombrias, ofertando-nos conforto, esperança e inspiração. Ela é nosso terapeuta interno que vigia o funcionamento do corpo quando adoecemos. Ela contém o arquivo histórico de tudo o que experimentamos no plano físico.

A alma não pode ser vista, mas é vivenciada através da matéria viva de nosso corpo e em nossos pensamentos. Ela se concentra na qualidade de vida e nas relações que cultivamos e desenvolvemos. A alma guia os pensamentos da mente, para nos avisar quando estamos alinhados com nossa natureza espiritual e quando não estamos. Ela executa essa tarefa por meio das emoções.Tudo o que precisamos fazer é ligar-nos às nossas emoções.

Dores, aflições, desconforto, tensão, estresse, crises emocionais, sintomas e enfermidade são maneiras que a alma tem de chamar nossa atenção para pensamentos prejudiciais à saúde. Quando experimentamos quaisquer desses indicadores, nunca é intenção da alma causar qualquer dano físico. Ela entende que em nossa natureza humana, somos suscetíveis a criar formas de pensamento que causam limitações ao pensar. Tendemos a enterrar feridas emocionais que alimentam nosso medo de mudança e assim criar insegurança. A alma sabe que, para avançar em nosso crescimento pessoal e evolução espiritual, às vezes precisamos mais do que só um gentil empurrão, e então ela utiliza sintomas e nos põe em desconforto como uma maneira de nos mostrar o que precisa ser mudado.

Espírito

O espírito é a linha vital de energia que nos conecta à alma, à mente e ao corpo físico. É a interface de comunicação entre os três, responsável por fazer a alma expressar suas intenções através da experiência humana. O espírito é a aura, forma o corpo energético que cerca e interpenetra o corpo físico. Ele é vibrante por natureza e utiliza frequências como ondas e padrões de energia que acompanham a atuação da alma para atrair magneticamente experiências que promovam o crescimento pessoal e impulsionem o seu processo evolutivo.

O espírito é o intérprete das intenções da alma e é responsável por distribuí-los por todo o corpo. A vibração do espírito, assim como a da alma, está mais intimamente conectada com a parte do cérebro que utiliza simbolismos e metáforas e conta com as emoções para o *feedback*. Ele é a ligação neutra entre alma e mente, e sua principal responsabilidade é garantir que aquilo que criamos seja transmitido externamente. Isso nos permite atrair de volta nosso pensamento em forma de experiências. O espírito e a alma criam o corpo energético que é um reflexo interno do que está acontecendo na parte externa.

O espírito não apenas vê como a enfermidade está afetando o corpo físico. Ele coloca as coisas em um contexto mais amplo, ou seja, como o problema está afetando a habilidade da alma em realizar seus objetivos evolutivos. Usa sua natureza vibrante para influenciar o corpo a remover quaisquer obstáculos que privem a alma de sua expressão física. Como o espírito não pode influenciar a qualidade dos pensamentos que criamos, pode apenas espelhar como eles estão nos afetando mental, emocional e fisicamente. Isso chama a atenção para uma desconexão entre a alma, a mente e o corpo. A ruptura pode manifestar-se sob a forma de fadiga, desconforto, confusão mental, explosões emocionais e depressão.

Corpo energético: o microcosmo do corpo físico

Em sua complexidade de sistemas, glândulas e órgãos, nosso corpo físico tem um sistema multidimensional de retroinformação, que nos ajuda a monitorar e regular seu funcionamento. O corpo energético providencia uma leitura imediata do que está acontecendo física e também mentalmente. Seu fluxo reflete como um está afetando o outro. Ele é responsável por sustentar a força vital que se move por meio do eu-físico e por instruir o corpo sobre como absorver e distribuir os efeitos de nossos pensamentos, emoções, atitudes e crenças nas células, músculos, órgãos, glândulas e em todos os seus maiores sistemas.

O corpo energético não só inspeciona todas as atividades energéticas, eletroquímicas e metabólicas do corpo físico. Também supervisiona como todos esses fatores estão afetando a interação da alma, da mente e do corpo. É uma duplicata dos três, e, através de suas informações, provê um retrato abrangente do que está acontecendo energeticamente em todos eles.

O corpo energético fornece muita informação para a saúde do eu-físico e para saber como as intenções da alma estão integrando-se em sua fisiologia.

Rede de comunicações

O corpo energético é uma rede ou uma malha de comunicações altamente desenvolvida, em contato constante com todos os sistemas do corpo físico. É a interface comum através da qual interagimos com tudo, externa e internamente. Funciona como uma antena, transmitindo e recebendo informação carregada de energia por meio de suas frequências vibrantes.

Quando o corpo energético está em "modo de transmissão externa", significa que está transmitindo pensamentos e intenções da nossa alma ao mundo externo. No "modo de recepção externa", os componentes do corpo energético, a alma, o coração, os *chakras*, o sistema vascular autônomo e o sistema nervoso central, estão todos absorvendo e captando a informação carregada de energia do mundo externo.

Por outro lado, quando o corpo energético está no "modo de transmissão interna", está solicitando o *status* atual do corpo físico, além do estado mental e da alma. No "modo de recepção interna", o corpo energético pega sua informação coletada e faz dela um sistema de *feedback*. Se captar a mensagem de que um ou mais aspectos de quem somos cessaram de funcionar saudavelmente, distribuirá esses dados e requisitará que a mente cheque os dados e identifique o problema para que o corpo o resolva.

Quando muda o pensamento, muda a energia

Existem muitas situações em nossa vida diária que têm efeito sobre a habilidade de nosso corpo de curar-se a si mesmo. O ditado inglês "a energia flui para onde a intenção vai" explica o fenômeno de os pensamentos serem a fonte de onde colocamos nossas energias e de nossas energias estarem onde colocamos nossos pensamentos.

A mente tem a opção de atuar naquilo que recebeu, seja mudando esse pensamento ou produzindo outros iguais. Ela pode escolher a última opinião se a ideia parece dar suporte a velhas atitudes, crenças e temas de fundo. No entanto, somente porque os pensamentos são familiares não significa que são necessariamente saudáveis, caso das enfermidades crônicas. A maioria delas representa uma espécie de deterioração – tanto a desintegração de pensamentos não saudáveis quanto o colapso do corpo como resultado dessas ideias e pensamentos.

Artrite, problemas digestivos, doenças cardíacas, desordens da autoimunidade, incluindo *lúpus*, fadiga crônica e fibromialgia e até mesmo câncer são formas de o corpo avisar à mente que é hora de abandonar velhos padrões de pensamento que estão criando estados mentais doentios. Essas enfermidades revelam como anos de pensamentos não saudáveis destroem o corpo a ponto de fazê-lo sucumbir à devastação do estresse prolongado. Elas também nos mostram como esses padrões estão impactando a habilidade do corpo energético de fazer uma leitura precisa do eu-físico e fornecer o *feedback* necessário para manter alma, mente e corpo saudáveis, comunicando-se um com o outro efetivamente.

A verdade sobre a cura

Há uma antiga verdade filosófica sobre a cura: "Não é apenas uma ciência, é um modo de vida". Viver uma vida plena requer que alinhemos nossas experiências exteriores com as intenções da alma. Requer que nossos pensamentos reflitam nossas necessidades e não os desejos e exigências de outras pessoas ou de nossos condicionamentos.

Gerenciando o que pensamos, criaremos uma vida que carrega a saúde perfeita. Se vivenciarmos uma enfermidade, a cura nos pede para examinarmos nosso interior, atrás dos motivos ocultos em pensamentos não saudáveis. Se estivermos saudáveis, mesmo assim, devemos examinar o que pensamos como medida preventiva. Se os pensamentos estão fora de alinhamento, precisamos mudá-los, mesmo que seja desconfortável.

A cura nos pede para avaliarmos nossos relacionamentos para vermos se eles estimulam pensamentos problemáticos. Mais importante ainda, uma vida de cura nos pede para vivermos abastecidos de gentileza e graça do espírito, de compaixão, de amor incondicional da alma – pois esses são os maiores terapeutas de todos e servem de princípios à divina arte da cura.

CAPÍTULO 3

Divina arte da cura

Se olhássemos nosso corpo como se fosse a ponta de um *iceberg*, compreenderíamos que o que vemos é apenas uma parte pequena daquilo que determina se dispomos ou não de boa saúde.

Usando a imagem do *iceberg*, a camada logo abaixo da superfície é o comportamento, que representa a forma como agimos, o que fazemos, o que comemos, como interagimos com outras pessoas, como lidamos com os fatores estressantes da vida, como cuidamos de nós mesmos e como nos salvaguardamos contra a enfermidade. Se nossos padrões sustentam um modo de vida equilibrado e se encontram com as necessidades da alma, da mente e do corpo, então estamos experimentando boa saúde. No entanto, se nosso comportamento se autossabota e nos mantém presos a padrões prejudiciais de pensamento, apoiando os maus hábitos, aumentamos nossa suscetibilidade a enfermidades.

Logo abaixo da camada do comportamento é onde estão as crenças, que são os pensamentos repetitivos e fixos de nosso comportamento. Crenças são responsáveis pela formação de hábitos e zonas de conforto e são difíceis de mudar porque a mente acredita que são verdadeiras; logo, vai apoiá-las mesmo à custa de minar o estado mental e físico.

A próxima camada do *iceberg* representa nosso estado emocional, e é composta por emoções e atitudes. É nessa camada que descobrimos nossa visão geral da vida e encontramos nossa criança interna ferida. Essa seção revela como condicionamentos afetaram a maneira como nos vemos e nos sentimos a nosso respeito, e como nossa interação com outros afetaram nossa autoestima e autovalorização. Essa é a localização de nossos medos e nossas fortes ligações com todos eles. Eles afetam as camadas superiores, resultando em crenças e temas de fundo não saudáveis, além de comportamentos destrutivos.

A camada abaixo das emoções representa nosso estado mental. Se o padrão predominante de pensamento que criamos está em alinhamento com a intenção da alma e necessidades do corpo, então o *iceberg* poderá se mover livremente. Suportará os tempos difíceis e a ponta se manterá erguida. Por outro lado, se o padrão predominante de pensamento que criamos são prejudiciais, então a base do *iceberg* irá comprometer-se e subdesenvolver-se. Cheio de rachaduras, passará por maus momentos tentando manter-se estável.

A maior parte do *iceberg*, e raramente vista, é a camada espiritual que consiste do corpo energético e da alma. Essa seção serve como uma fundação, onde os estados emocionais, mentais e físicos saudáveis são criados. Dentro dela está o poder de cura que pode transformar, transmutar e transcender enfermidades. Essa camada espiritual providencia orientação necessária para restaurar a boa saúde mental e fisicamente. Responde às questões "quem sou eu?" e "qual é a razão de minha existência?". É a parte do *iceberg* que permanece constantemente estável e mantém tudo flutuando, mesmo quando as outras camadas se lascam no fundo.

Mas, os poderes de cura que essa camada oferece são acessíveis somente se a camada que está acima dela – a dos pensamentos – abraça sua existência e acredita que podemos curar a nós mesmos. Para certificarmo-nos de que isso acontece, a alma oferece um método que muda qualquer disfunção em qualquer camada. Tudo o que precisa é nossa concordância e aceitação para alterar nossos pensamentos.

Modelo de cura

Os passos nesse modelo de cura – avaliação, educação, orquestração e liberação – são simples, transformadores, fáceis de entender, simples de seguir e imediatamente aplicáveis em qualquer situação. Mas, mesmo em sua simplicidade, o impacto que produzem na alma, mente e corpo é profundo.

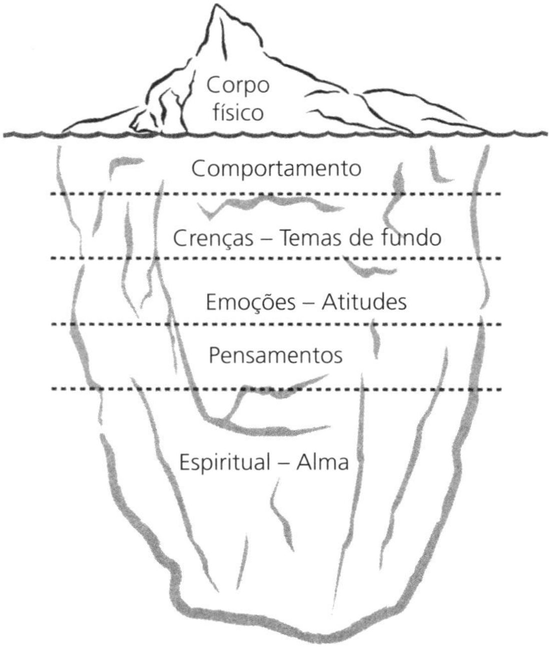

Avaliação

Avaliação é um processo de autodiagnose que nos torna possível sintonizar onde estamos mental, emocional e fisicamente, a qualquer momento.

A avaliação do estado mental dirige nossa atenção para dentro e cria um ambiente onde podemos nos ver para além de nossas limitações mentais e condicionamentos. Sua natureza reflexiva permite-nos espreitar nosso próprio diálogo interno, para ver se as conversas mais profundas são críticas, autodepreciativas ou tendem a julgar tudo. Se forem tóxicas, nosso corpo também estará assim. Se forem autodestrutivas, então incomodarão a natureza equilibrada da alma, do corpo e da mente e causarão desconexões.

A avaliação do estado físico torna possível fazermos um *checkup* de como o corpo está se sentindo e funcionando.

Educação

Enfermidades são grandes mestres, porque nos forçam a aprender mais sobre a razão de pensarmos e agirmos da maneira como o fazemos. Encoraja a mudança, a exploração de possibilidades e a procura de modos para transformar situações tóxicas em saudáveis. A enfermidade nos ensina a importância do gerenciamento mental e como a qualidade de nossos pensamentos determina a qualidade de nossa saúde.

Orquestração

Este é o processo que nos dá a maior oportunidade de experimentar o quanto somos poderosos. O processo de orquestração nos dá a chance de tentar algumas das opções que descobrimos durante a autoeducação e nos engajarmos em atividades condizentes com a boa saúde. A maneira como agimos e pensamos mudará e evoluiremos como pessoas autossuficientes e centradas.

Libertação

Esse passo é onde, no processo de cura, está a recompensa por nossa determinação e compromisso em continuar, mesmo quando está desconfortável. Isso culmina com nossa habilidade de levantar-nos acima e além de nosso atual estado mental. A libertação de nosso passado nos permite a oportunidade de viver uma vida alegre, sem a dor do sofrimento causado pelas feridas emocionais. Ela expande o modo como pensamos, como nos relacionamos e como interagimos com o mundo externo. Isso abrange tudo o que aprendemos, unido com a sabedoria da alma, que contém dentro de sua energia os Sete Princípios Básicos da Cura.

Sete Princípios Básicos da Cura

1. Você tem o poder de curar a si mesmo. O corpo físico é projetado para a autocura e vem equipado com um sistema defensivo que evita os efeitos externos e internos das enfermidades. Foi desenhado para autorregenerar-se, criando novas células diariamente.

2. Só você pode curar-se. Ninguém mais. Criar uma equipe de cura é de grande valor quando se lida com enfermidades, porque os membros podem oferecer seus conhecimentos, sugestões, perspectivas e o que é mais importante: seu apoio. No entanto, eles não podem curá-lo; só você pode fazer isso por si mesmo. Outras pessoas podem ajudá-lo a reconhecer seus padrões não saudáveis, mas só você pode mudá-los.

3. Primeiro, cure sua alma; em seguida, ocorrerá a cura da mente e do corpo. Todos eles, a alma, a mente e o corpo, têm necessidades diferentes; se conseguem o que pedem, tudo se mantém saudável. Mas, se um deles é negligenciado, há uma desconexão e tudo se torna indisposto. A cura restaura a conexão entre a alma, a mente e o corpo. Enquanto a perspectiva da medicina busca lidar primeiramente com o corpo, a divina arte da cura nos lembra de começar com a alma porque é a fonte de nosso ser.

4. Só o amor cura. A energia de amor carrega um incrível poder de cura. Quando você oferece afeição a qualquer parte de seu corpo que esteja doendo ou funcionando inadequadamente, une os poderes restauradores da alma e da mente. Há mudança para identificar um problema e buscar sua solução, a alma então abraça aquela parte do corpo e a inunda de amor incondicional.

5. O perdão cria espaço para o amor no coração. Quando nosso coração está cheio de medo, raiva, tristeza ou desespero, não há espaço para gentilezas, sem a qual é difícil permanecer saudável. Enquanto o amor está relacionado com a alma, o perdão está ligado à mente e representa a liberação das cargas emocionais anexadas a pensamentos prejudiciais. O perdão remove os bloqueios do corpo energético, de maneira que sua informação flua livremente e forneça o *feedback* que a alma, a mente e o corpo necessitam para permanecerem saudáveis. Remove por intermédio de vibrações, crenças não saudáveis e medos mantidos na espinha dorsal e em cargas emocionais tóxicas dentro dos órgãos, glândulas e músculos. Inicia o processo de cura e fortifica nossa imunidade de tal forma que nos tornamos menos suscetíveis à formação de enfermidades.

6. Mudança é o único plano de ação. A jornada evolutiva é uma caminhada de mudanças; não há outra opção na vida. A mudança reforma nosso pensamento e move-nos do passado para o presente e do presente para o futuro. O primeiro passo na transformação é o perdão, e o próximo é o amor. Quando perdoamos a quem nos feriu, alargamos nosso espaço mental de forma que haja espaço para novos pensamentos e expandimos nosso coração para termos mais capacidade de amar. Quando ficamos enfermos, nossa alma, nossa mente e nosso corpo estão pedindo uma mudança. Estão nos alertando de que algo não está funcionando e que há uma desconexão entre os três, de forma que o bem-estar foi afetado. No modelo da cura psicoespiritual oferecido pela alma, somos lembrados de que se nossos pensamentos são doentios, assim será nosso corpo.

7. Foque no que você quer, não no que não quer. Curar funciona como a Lei da Atração: "Você se torna aquilo que pensa. O que você se torna é o que você pensa". A melhor maneira de checar se seus pensamentos são saudáveis ou não é olhar para seu estilo de vida, relacionamentos e saúde. Se o que você vê não é o que você quer, então, é hora de mudar. Se ficamos tão focados naquilo que não queremos, repetimos continuamente os pensamentos negativos, reforçando-os com emoções também negativas. O único meio de parar o processo é mudando.

Enfermidades não ocorrem da noite para o dia

Se pudéssemos mudar nossa percepção sobre a enfermidade e compreender que ela se desenvolve com o tempo, poderíamos ser mais amorosos e complacentes em relação a nós mesmos e mais pacientes com o processo de cura. Poderíamos até desenvolver uma percepção diferente do que é preciso para nos curar, para, em vez de procurar alguém para nos curar, assumirmos um papel mais ativo nesse processo.

A enfermidade – seja gripe, um simples resfriado, ou algo mais sério – é o resultado de um estado mental prejudicial que enfraqueceu o sistema imunológico com o curso do tempo, a ponto de este perder sua efetividade em proteger o corpo tanto de invasores externos (vírus e bactérias) quanto de ameaças internas (pensamentos não saudáveis e emoções e atitudes negativas). Não é algo que apenas "acontece". Leva-se tempo.

Se aprendermos a ouvir as mensagens sutis que o corpo nos envia antes de se tornarem clamores urgentes para que providências sejam tomadas, seremos capazes de reduzir significativamente nossa suscetibilidade às enfermidades.

PARTE II

O que a enfermidade esconde

"Emoção é o momento em que o aço encontra a pedra e a faísca se espalha, pois a emoção é a principal fonte da consciência. Não há mudança da escuridão para a luz ou da inércia para o movimento se não há emoção."
– *Os arquétipos e o inconsciente coletivo* (The archetypes and the collective unconscious), por Carl Jung

"Pessoas de todos os lugares gostam de acreditar naquilo que elas sabem não ser verdade. Poupa-lhes a provação de pensar por si mesmos e assumir responsabilidade pelo que sabem."
– Once around the sun, por Brooks Atkinson

CAPÍTULO 4

Todo mundo tem uma história

Você consegue se lembrar de quando tinha três anos de idade... Ou seis, ou dez, ou treze? Eu posso, é claro, mas, francamente, eu preferia não me lembrar. Eu era uma criança precoce que parecia não fazer nada além de perguntar milhões de "por quês". E quando relembro aqueles dias, posso entender os motivos por que meus pais, professores e outras pessoas ficavam tão frustradas, chateadas e bravas comigo. Na minha perspectiva, eu estava apenas tentando entender e aprender... E mostrar a eles como eu era esperta, porque era por isso que eu era sempre elogiada.

Posso lembrar-me de meu pai dizendo aos amigos: "Carol é a mais brilhante de meus filhos e será a primeira a se graduar na escola secundária". Era tão orgulhoso de mim e ouvir isso me fazia sentir muito importante e especial. No entanto, hoje entendo que isso também criava muita pressão à medida que eu tentava viver de acordo com as expectativas dele. Estou certa de que contribuiu significativamente para minha inflexível busca pela perfeição.

Também lembro que todos aqueles "por quês", tão graciosos enquanto eu ainda era uma menininha, tornaram-se um problema à medida que eu crescia.

Lembro-me que esse assunto acabou voltando à discussão quando eu estava na escola básica e também na secundária. Repassando esses eventos, vejo que, embora parecessem diferentes, eram na verdade a repetição da mesma situação – mesmo em diferentes idades e todas tiveram o mesmo impacto emocional.

Meus sentimentos foram machucados, minha autoconfiança despencou e a percepção que eu tinha de mim mesma e minha inteligência foram rebaixadas. Isso aconteceu de tal forma que ainda hoje revejo esses sentimentos não apenas em minha mente, mas também em meu corpo, por meio das dores e aflições que experimento quando me encontro em situação parecida.

Essa é a minha história. Qual é a sua? Todos têm uma. Algumas são boas e outras são terríveis; algumas trágicas, outras dolorosas; algumas engraçadas, outras chegam a ser ultrajantes. A verdade é que nós todos temos ao menos um bom caso para contar e recontar como meio de atrair a atenção do que precisamos ou para explicar por que nos sentimos mal em relação a nós mesmos. Recontamos esses eventos para explicar por que carregamos a bagagem emocional que carregamos – ou, nesse caso, por que carregamos o peso que carregamos. Justificamos o porquê de termos medo de amar, de curar, de mudar e de ser bem-sucedidos e por que temos essa ansiedade e outros problemas. Tentamos conseguir um pouco de conforto das pessoas, para que sintam pena de nós, para que nos ajudem e até para que nos amem.

As cargas emocionais que anexamos a essas histórias tendem a permanecer consistentes durante toda a nossa vida. No entanto, a maneira de utilizarmos as narrativas muda ao longo dos anos. Às vezes, elas são um meio de racionalizar por que estamos presos ao passado, outras vezes, ajudam-nos a evitar fazer coisas que não queremos fazer. Seduzimos as pessoas para dentro de nossos dramas e traumas, para que elas também possam participar de nossas dores e preocupações. Até fazemos outras pessoas sentirem-se culpadas pelo que fizeram a nós ou por não nos terem ajudado.

E há momentos em que a maneira de usar nossas histórias muda. Em vez de apoiar comportamentos autodestrutivos e limitadores, elas nos ajudam a compreender por que nos sentimos do jeito que nos sentimos e descobrir por que temos uma autoconsciência distorcida. Quando pensamos em nossas histórias dessa maneira, elas podem nos ajudar a identificar as limitações mentais que nos afetam enquanto adultos, levando-nos a achar que não seremos capazes de realizar nossas metas ou viver nossos sonhos. Neste ponto, nossas histórias servem de fatores positivos e catalisadores de mudança, podendo também nos curar à medida que repartimos experiências com aqueles que também experimentaram as mesmas feridas emocionais.

Estou certa de que você se lembra de histórias de persistência, perseverança, determinação, destemor, de alguém com coragem de entrar na noite escura da alma apenas para sair esclarecido dessa experiência. E o que dizer dos relatos de batalhas vencidas contra o câncer e outras sobre a superação de obstáculos intransponíveis que criaram uma vida que todos nós desejaríamos ter? Nessas situações, contar e recontar tais eventos serve de inspiração e trazem esperança. Todos nós precisamos de uma dose diária de motivação se quisermos permanecer positivamente comprometidos com a vida e com a saúde. Esses são os tipos de histórias que tocam nosso coração e nos dão coragem de seguir em frente.

As histórias com as quais temos de tomar cuidado são aquelas de autocomiseração, as que encorajam comportamentos de vítima e nos fazem experimentar a emoção destrutiva da falta de esperança, desamparo, desespero, decepções, raiva e ódio. Esses relatos só servem para que os usemos como desculpa, além de nos impedirem de manifestar nosso verdadeiro potencial. Deixam-nos insatisfeitos com nós mesmos e nos mantêm presos a um padrão de comportamento que nos impede de aceitar riscos ou tentar algo novo. Essas são as tramas que alimentam nossos medos, tornam-nos emocionalmente vulneráveis e comprometem aquilo que realmente somos. Essas são as histórias que devemos mudar porque irão, no final das contas, submergir mais tarde em nosso corpo, na forma de enfermidades e doenças.

Desembaraçar nossas origens

O desenvolvimento de quem nós somos e o que nos tornamos é um processo extraordinário. Entramos nesse mundo abertos, ingênuos e inocentes. Tudo o que fazemos é novidade. A vida cria alegria, pavor, admiração e excitação; e encontramos grande prazer em simples realizações. Quando ainda somos bebê, berramos com alegria a primeira vez que ouvimos nossa voz e descobrimos as risadas e passamos muito tempo absortos, observando os movimentos de nossas mãos e dedos. Engatinhando ainda, vibramos quando conseguimos subir em uma mesa e ficamos ainda mais satisfeitos quando damos os primeiros passos.

Olhamos à nossa volta para vermos se alguém está nos observando e aprendemos a ficar atentos às expressões na face de nossos pais, para sabermos se eles também estão empolgados. Logo descobrimos o que os deixam felizes e o que não. Todavia, nessa idade, enquanto a consciência do que satisfaz nossos pais aumenta, o foco ainda está em necessidades próprias e em termos o que queremos. Se necessário, utilizaremos de ataques emocionais como meio de nos certificarmos disso. Nossa determinação permanece destemida.

Dos três aos seis anos, ocorrem mudanças significativas: entramos na fase de socialização, o que significa dizer que deixamos de ser o centro das atenções para dividir o palco com os outros. Como resultado, descobrimo-nos competindo pela atenção e buscando reconhecimento, elogios, aprovação e aceitação para vivenciar o amor e sentirmo-nos satisfeitos com nós mesmos.

Nossa motivação migra dos nossos próprios desejos para as necessidades de outras pessoas. Experimentamos tempo e regras e descobrimos que nossos desejos só se realizarão se aprendermos a nos tornarmos complacentes e adaptarmo-nos às exigências dos outros. Nossas explosões emocionais não são mais toleradas e somos admoestados quando fazemos as coisas que fazíamos quando engatinhávamos. Nossas reações emocionais começam a espelhar as reações de outras pessoas: pais, irmãos, babás e professores. E mesmo com esses ajustes, nossa criança interna ainda continua curiosa, destemida, rebelde e disposta a experimentar coisas novas.

Dos seis aos treze anos, surge uma nova miríade de problemas e desafios porque esse é o período em que somos mais impressionáveis e emocionalmente vulneráveis às percepções e opiniões de outras pessoas, mesmo a de estranhos. Na realidade, a maioria das histórias que contamos e recontamos quando nos tornamos adultos origina-se nessa época, pois é por essa época que desenvolvemos nossa autoconfiança, autoestima e futura autopercepção. Esses são os anos em que os condicionamentos cobram um alto preço de nossa individualidade e autoexpressão, pois é aí que fazemos a escolha consciente de suprimirmos nossa criança interior. Aprendemos que expressar nossas emoções ou falar de nossas necessidades não é necessariamente bem-vindo, apreciado, apoiado ou até mesmo apropriado. Começamos a formar nossa percepção de amor e as expectativas daquilo que queremos em nossos relacionamentos como adultos.

Esses anos também nos encontram olhando para além de nossa família, procurando o reconhecimento, os elogios e a aceitação que desejamos. Precisamos que as pessoas gostem de nós e nos digam que somos especiais, espertos, artísticos, alegres, úteis, cheios de recursos ou talentosos. É nesse intervalo de tempo que nossas histórias começam a tornar-se nossa identidade. Se as pessoas dizem que somos alunos espertos, boas crianças, gente divertida para ter por perto, bonitos ou belos, populares e ainda nos dizem que iremos “longe” na vida, nós então acreditamos e criamos autopercepções saudáveis. Mas, se por outro lado, eles dizem que somos idiotas, incorrigíveis, inadequados, criadores de casos, alunos sofríveis, desajustados, incapazes de fazermos boas escolhas ou de sermos suficientemente bons – ou que jamais seremos alguém na vida – nós também acreditamos neles e criamos autopercepções nada saudáveis.

O resultado é que vivemos de acordo, ou não, com essas opiniões durante toda a nossa vida. Se nossa percepção é saudável, assim são nossas histórias; se, ao contrário, não são saudáveis, é isso que dizemos a nós mesmos. Entretanto, não importa o quão maravilhosa nossa infância tenha sido e o quanto nossas histórias tenham sido positivas, todo mundo tem ao menos uma dificuldade que reconta muitas vezes quando está insatisfeito consigo mesmo. Certo ou errado, justo ou injusto, esse é o tempo de nossa vida em que as expectativas de outros e suas narrativas prejudiciais têm um tremendo impacto sobre nós, quase se tornando profecias autorrealizáveis em nossa vida adulta.

Observando como os condicionamentos nos afetam e formam nossas histórias, é fácil entender por que lutamos e sofremos da maneira que sofremos durante nossa vida e por que essas histórias têm tamanho impacto sobre nossa saúde. É fácil compreender como cada situação, experiência e fábula que submerge durante essa época se torna a fonte dos pensamentos que criamos e recriamos quando adultos. Elas perpetuam ideias, alimentam autopercepções e influenciam como enxergamos o mundo exterior. Tornam-se os pensamentos que determinam como enfrentaremos a vida e lidaremos com as adversidades – tornando-se responsáveis por desenvolver nossa atitudes, crenças, hábitos e zonas de conforto que vão nos encorajar a contar e recontar as mesmas velhas histórias.

E, depois, por cima de todos esses pensamentos, há a nossa interação com as outras pessoas – nossos amores e ódios, nossos ferimentos e dores emocionais, nossas alegrias e decepções, nossos sucessos e insucessos. Eles, também, estão lá em forma de histórias, codificados em nosso corpo e em nossa mente. Estão apenas esperando pela hora certa, lugar e oportunidade certos para serem contados e recontados tanto verbal quanto fisicamente.

Nossos cofres cheios de histórias

Construir o que somos ou o que nos tornamos não é um processo estático, destituído de mudanças, livre de desafios, seguro ou necessariamente confortável. É um movimento evolutivo, dinâmico, segundo o qual a mente, o corpo e alma aprendem a coexistir no mundo físico e onde cada um aprende como se comunicar efetivamente com os outros. É um processo de desenvolvimento, onde o foco não deve estar "no quê", mas, sim, nos "porquês". Por exemplo: por que nós pensamos e agimos de determinada maneira? Por que fazemos as escolhas que fazemos e por que ficamos enfermos? Por que temos a história que temos e por que nos apoiamos nelas, mesmo quando não é do nosso real interesse?

Se devemos encontrar as respostas para essas questões, temos de olhar para além dos fatores óbvios da história de condicionamentos e pressões sociais por que passamos. Temos de olhar as fontes fundamentais, como personalidade, crenças culturais, a relação criança-mãe e religião. Porque tudo isso também determina o tipo de narrativas que criamos.

Personalidade

A personalidade é, sem qualquer dúvida, um dos mais significativos fatores porque ela controla a razão de pensarmos e agirmos de determinada maneira. Explica por que fazemos certas escolhas e, sozinha, é a influência mais forte sobre as trocas químicas entre mente e corpo. Ela também estabelece os limites pelos quais conduzimos nossa vida e é o princípio organizacional com impacto sobre cada aspecto de nosso ser: mental, emocional, física e espiritualmente.

A personalidade como um todo consiste de dois aspectos: características e traços. As características representam o comportamento adquirido e espelham nossos condicionamentos; consequentemente, refletem a influência que outras pessoas tiveram sobre nós, com todas as suas opiniões. Tais traços tendem a ter sobre si maiores cargas emocionais, uma vez que se encarregam de representar nossa própria imagem para a sociedade. Às vezes, enchem-se, por exemplo, de autopiedade e chegam a criar muitas batalhas travadas na vida adulta. As características também são:

- criar hábitos, zonas de conforto, pensamentos limitadores e percepções distorcidas;
- engendrar pensamentos limitadores, atitudes e crenças que dificultam o crescimento pessoal e inibem o processo de cura;
- suprimir emoções, a individualidade e a expressão de nossa unidade;
- fazer-nos tomar decisões em função do que outras pessoas pensam, comprometendo nossos princípios e valores mais profundos;
- manter-nos presos a padrões de pensamento e comportamento que promovem a repetição de dramas criados por nossas histórias.

Os traços, por outro lado, representam nossa real personalidade, porque são inerentes. Em outras palavras, eles formam a intrínseca rede de condutores neurológicos de nosso cérebro que inspecionam como juntamos e processamos informações e como tomamos decisões. Eles também governam nossas respostas internas para estímulos externos. Consequentemente, as histórias que os traços criam estão alinhadas com nossa natureza interna e destituídas de compromisso pessoal. Tendem a ser carregadas de emoções positivas e agem como motivadoras da mudança comportamental e de pensamento criados pelo condicionamento. Estabelecem nossos valores e princípios essenciais e refletem nosso autêntico eu. Os traços são responsáveis por:

- criar padrões consistentes e previsíveis de comportamento;
- ajudar-nos a discernir a nossa verdade da verdade de outras pessoas, permitindo que tomemos decisões alinhadas com nossas necessidades;
- permitir que sejamos emocionalmente sensíveis embora sem exageros e racionais sem nos tornarmos irracionais;
- facilitar as mudanças para expressar nossa autenticidade e função dentro de nossa resistência, libertando-nos de nossas histórias autolimitantes.

Se devemos compreender *por que* ficamos enfermos e como nossas histórias contribuem para o desenvolvimento de enfermidades, precisamos começar a aprender mais sobre nossa personalidade e suas necessidades inerentes.

Crenças culturais

O impacto que as crenças culturais têm nas histórias que desenvolvemos começa no dia em que nascemos e continua até na idade avançada. Essas crenças ditam como vivemos – desde as refeições que comemos até a maneira como nossa comida é preparada. De nosso senso de responsabilidade a como gastamos o dinheiro e das expectativas educacionais até a religião que professamos. Histórias de base cultural são predeterminadas por nossas origens étnicas e são moldadas em concreto. Elas criam regras não negociáveis que governam nosso comportamento, muito embora possamos nos rebelar contra elas. Essas crenças estão profundamente "impregnadas" em nossa psique e nos guiam para criarmos relacionamentos com quem partilham conosco das mesmas raízes, encorajando-nos a permanecer dentro de nossa linhagem étnica. O benefício (ou a boa notícia) é que somos poupados de rejeições e conflitos quando tentamos combinar diferentes crenças culturais.

Essas histórias garantem a preservação de tradições antigas e perpetuam as filosofias fundamentais da cultura.

Relação mãe-filho

A relação entre mãe e filho é essencial para os tipos de histórias que criamos a respeito de amor e relacionamentos. Isso por causa dos fortes laços emocionais que temos com nossa mãe e pela maneira como essa afeição influencia nossa autoconsciência, nosso senso de valor próprio e autoestima. A atenção que dedicaremos aos outros no futuro estabelece-se bem cedo. Se nossa interação com nossa mãe foi boa, incluindo muitas demonstrações positivas de amor e de contato físico, então nossa percepção emocional compartilhará das mesmas qualidades. Por outro lado, quando a mãe rejeita, recusa-se a tocar ou a notar a presença dos filhos, talvez ressentindo-se de eles terem "atrapalhado" sua vida, então *essa* será a história de amor herdada.

Em qualquer um dos casos, as relações com nossa mãe são sempre determinantes para a maneira como iremos interagir com as pessoas, para a qualidade de nossas ligações, nossas escolhas, nossas relações e a percepção que temos de nós mesmos quando em relacionamentos. Sem o amor, a educação, o estímulo e a proteção de nossa mãe, nossa sobrevivência seria questionável assim como também nosso grau de estabilidade mental e emocional.

Os laços entre mãe e filho, na verdade, começam no ventre, e muitas das reações psicológicas que expressamos durante nossa vida refletem as respostas maternais obtidas durante o período de gestação.

Religião

Embora possamos achar que a religião não afeta nossas histórias, ela contribui e muito, pelas mesmas razões que o fazem nossas crenças culturais. As histórias criadas a partir de princípios religiosos estão enraizadas em antigas tradições e buscam preservar noções fundamentais como códigos de conduta que ditam como devemos viver.

Enquanto fazia a pesquisa preparando-me para completar meu doutorado em filosofia da religião, aprendi que embora pareçam diferentes, as religiões têm muitos atributos em comum. Possuem mensagens básicas com a intenção de oferecer rumos e orientação e possuem princípios e verdades fundamentais na base de suas crenças. Suas mensagens falam de alguma conexão com um Criador, muito embora esse *Ser* seja conhecido por diferentes nomes. Seus ensinamentos referem-se aos comportamentos aceitáveis e não aceitáveis e todas oferecem oportunidades aos que se guiam por sua sabedoria, a fim de se redimirem e, dessa maneira, criar a qualidade de vida que desejam.

A não ser que você seja ateu ou agnóstico, que também é uma forma diferente de doutrina, é assim que ocorre. Existem ainda os princípios fundamentais e os códigos de conduta que comandam a crença das pessoas e seu modo de vida. O único componente ausente é a adoração de uma divindade.

No entanto, na medida em que me aprofundei nas doutrinas oferecidas por uma variedade de diferentes crenças, descobri que religiões – incluindo aquelas que não adoram uma divindade – podem ser separadas em duas categorias: as que nos cativam emocionalmente e as que nos cativam mentalmente. E de uma forma bem interessante, parecia não fazer diferença se os ensinamentos eram baseados em tradições orientais ou ocidentais. O mesmo é verdadeiro para ambas. Essa descoberta em si ajudou-me a compreender por que criamos as histórias que criamos em torno da religião e como elas afetam não apenas a percepção que temos de nós mesmos e a qualidade de nossas vidas, mas também nossa saúde.

Veja, por exemplo, a diferença entre sofrer e lutar. As religiões cujas mensagens nos cativam emocionalmente focam-se na angústia, pregam que é uma aflição da condição humana e que é natural suportarmos as coisas da maneira como fazemos. Promovem a ideia de que sofrimento é necessário por termos assumido um comportamento dissonante com os desejos do Criador, que foi ocasionado por ignorância ou por percepção equivocada.

Essas religiões também admitem que o sofrimento serve a um propósito, pois é um motivador muito poderoso para aqueles que buscam encontrar sentido em sua vida e ganhar compreensão mais profunda de seu papel no mundo. Essas tradições não incutem a sensação de vergonha por se experimentar dificuldades. Ao contrário, veem-nas como um ato nobre que ajuda a limpar as impurezas da ação humana e nos auxilia a descobrir nossa natureza espiritual. Seus ensinamentos utilizam palavras carregadas de emoção para descrever o trauma humano, como *dor, abandono, solidão, desespero, desesperança* e *desamparo*. Esses termos não apenas se destacam em nossas histórias, como também em nosso corpo, sob a forma de dor crônica no pescoço e ombros, além de enfermidades como asma, diabetes, fibromialgia e doenças cardíacas.

Por outro lado, religiões cujas mensagens cativam-nos mentalmente focam-se nas lutas da vida e ensinam que o conflito é o resultado de pensamentos e padrões de pensamento que separam nossa cabeça de nosso coração e ambos de nossa natureza divina. Seus ensinamentos oferecem orientação e guia para gerenciarmos a mente, encorajando-nos a refletir sobre nossos desafios de maneira que possamos encontrar um jeito de nos livrarmos das obsessões e condicionamentos de nossa mente. Eles reconhecem o valor das lutas, porque acreditam que é o veículo que pode ajudar-nos a reconhecer que algo precisa mudar, porém, não veem muito mérito no sofrimento.

Seus ensinamentos focam o poder da mente e nos ensinam que nos tornamos aquilo que pensamos. Sua orientação mostra-nos como elevar nossa consciência interna de forma que possamos ouvir o diálogo interior e observar nosso comportamento. Ajudam-nos a recompor o diálogo interno negativo, transformando-o em palavras positivas. Dizem-nos que sozinhos podemos mudar o que nos faz estar em desacordo com nós mesmos e nos impedem de expressar nosso potencial pleno. Essas religiões utilizam palavras como *limitações, percepções, consciência, desabilitar, não resolvido* e *distorção* e frases como *mentalmente paralisado, a advertência* e *fora de controle*.

O resultado é que suas histórias são tão diferentes dos contos de sofrimentos quanto o comportamento que criam. Se nos permitimos competir contra tudo, estaremos sempre em divergência com nós mesmos. Tal embate enfraquece o sistema imunológico e pode levar a desordens de imunidade como infecções crônicas, síndrome da fadiga crônica ou inflamação na tireoide. Pode contribuir também com vários tipos de artrites, como artrite reumatoide e osteoartrite, e mesmo desencadear doenças nos rins, derrames e doenças sanguíneas degenerativas, como o mieloma múltiplo.

Dádivas de vida

Se fôssemos entender nossas histórias como a sequência cronológica de nossa vida, começaríamos a pensar diferente. Compreenderíamos que elas são as mantenedoras do relato de nossa vida.

Quando examinamos nossas histórias sob essa perspectiva, é fácil perceber como cada item de nosso repertório serve a um propósito e por que, se colocados lado a lado, são verdadeiras dádivas da vida. Afinal, essas histórias representam cada desafio que enfrentamos, cada medo que vencemos, cada sucesso que experimentamos, cada sonho que manifestamos, cada obstáculo superado – mesmo quando não acreditávamos que seríamos capazes. Refletem o papel que assumimos durante toda a vida e todas as identidades que criamos como resultado de nossa infância, adolescência e até mesmo idade adulta. Todas essas histórias, positivas ou não, são dádivas de algum jeito, porque todas foram instrumentos úteis para ajudar-nos a ganhar maior compreensão de quem somos. Elas nos mostraram o que somos capazes de realizar.

A dádiva mais importante de nossas histórias é que elas nos ajudam a discernir nossos pensamentos dos pensamentos de outras pessoas. Assim, acabamos por descobrir como essas ideias não estão alinhadas com a intenção de nossa alma. E isso acontece porque nos deixam desconfortáveis, criando uma consciência de que estamos nos comprometendo e nos vendendo por nada. Demonstram como nossa mitologia afeta nossa biologia por meio da tensão, do estresse, da pressão emocional, das dores e aflições que sentimos quando nos pegamos contando e recontando uma história que não nos cai mais bem.

Mudar as histórias

Se nossas histórias são parte de quem somos, como iremos mudá-las sem perder nosso senso de identidade? Como acabar com a poderosa influência que elas têm sobre nós?

Começamos a fazer essas mudanças olhando para nossa vida e perguntando-nos se a história que contamos sempre e diversas vezes está criando o ambiente indispensável para sustentar nossas necessidades internas. Elas estão impactando nossa qualidade de vida? Só daí em diante poderemos reconhecer que nós, e apenas nós, determinamos a paisagem de nosso mundo externo, pois somos tanto o pintor quanto a tela. Precisamos lembrar-nos de que nossas histórias não devem nos controlar. Devemos direcioná-las, pois seu propósito é servir de catalisador para mudanças. E, então, poderemos reconhecer que pensamentos, emoções, atitudes e crenças criam o comportamento que vivemos diariamente e dão sabor a nossas experiências.

Quanto mais tempo gastarmos com um pensamento, maiores serão as emoções que anexaremos a eles. Quanto mais intensas nossas emoções, maior a influência delas sobre nós e maiores as possibilidades de darmos poderes a elas e ampliá-las com outras ideias, as quais, então, transformar-se-ão em nossas histórias.

Não se permita, portanto, ser mantido prisioneiro de suas próprias histórias – elas podem muito bem roubar a vida e a saúde que você deseja. Podem distorcer suas percepções, provocar sua identificação com uma enfermidade e manter você refém de um corpo não saudável. Lembre-se apenas de que você tem as chaves que podem libertá-lo de pensamentos limitantes e podem mudar sua história. Apenas você pode se curar.

CAPÍTULO 5

Tudo são percepções

A história a seguir ilustra a força das percepções. Alice chegou até mim para uma "leitura intuitiva médica", pois estava insatisfeita consigo mesma, com sua vida e com as pessoas que faziam parte dela. Tudo era luta, crise e trauma emocional. Ela admite que sempre estava com raiva e desapontada e vivia um medo constante de que alguma coisa horrível pudesse lhe acontecer. Mesmo quando fazia alguma coisa, que, segundo ela, gostava de fazer, como costurar – que era sua grande paixão –, não sentia prazer algum. Nada a satisfazia e não se sentia realizada mesmo quando completava um projeto.

Ela reclamava que as coisas nunca eram suficientemente boas, não importa o quanto se empenhasse e que ela parecia nunca satisfazer as pessoas, embora sua impressão fosse de que estava sempre fazendo algo pelas outras pessoas e negligenciando a si mesma. Ela preocupava-se constantemente e, na maior parte do tempo, nem tinha certeza a respeito do que a angustiava tanto. Tudo o que sabia era que sua vida não era como ela queria que fosse.

Alice não estava disposta a se abrir emocionalmente para outras pessoas, porque tinha medo que elas descobrissem que não era tão forte quanto parecia ser. Preocupava-se, temendo que elas se decepcionariam com ela – ou pior ainda, iriam abandoná-la. Então, ela enterrou sua fúria, suprimiu suas emoções, continuou a colocar as necessidades dos outros antes das suas e sofreu silenciosamente, quando tudo o que queria era sentir-se amada e que as pessoas cuidassem dela como ela cuidava de todos.

Se era isso o que ela realmente queria, por que então estava com tanto medo de se abrir? Por causa de sua história e da raiva que ela deixou ser construída ao seu redor. A história tinha ficado maior que a vida e havia distorcido sua autopercepção tão significativamente, que ela acreditava que qualquer amostra de emoção seria notada como uma falha de caráter.

Mas, então, algo aconteceu: a história impactou sua saúde. Alice teve uma crise nervosa e acabou sendo obrigada a passar um tempo num centro de recuperação para pessoas com depressão profunda. Em sua mente, culpava os outros por isso e decidiu que a melhor coisa a fazer era separar-se emocionalmente deles. Depois de acalmar sua mente, Alice descobriu que gostava de estar longe das demandas dos outros. Ela gostava de estar ao lado de pessoas que entendiam seu sofrimento, que se preocupavam com ela, que a ouviam e que haviam experimentado as mesmas coisas. Pela primeira vez em sua vida, diziam a ela que não havia problema em sentir o que ela sentia, e que poderia contar sua história e trazer à tona os profundos ferimentos emocionais que ela enterrara dentro de si. Todas as vezes que os médicos davam-lhe alta, ela tinha uma recaída.

Depois de certo tempo, Alice foi diagnosticada como maníaco-depressiva e isso imediatamente teve uma mudança sobre ela. Nesse ponto, ela poderia voltar para casa porque poderia explicar às pessoas a razão de se sentir daquela maneira. Ser rotulada deu-lhe uma nova perspectiva de si mesma, como também uma nova história. Ela começou a usar sua enfermidade como sua nova identidade e abraçou isso de tal maneira que permitiu que a nova identidade a controlasse, não o contrário.

Ela foi submetida a muitos medicamentos, na tentativa de encontrar algo que oferecesse a estabilidade emocional que dizia querer. As dosagens de suas receitas aumentavam, pois ela acreditava que não faziam mais efeito. E então culpava os médicos por não conseguirem acertar e parava de tomar todos os remédios... E sua fúria voltava a se reestruturar. No entanto, em vez de suprimir as emoções como fazia antes, ela explodia em ataques que deixavam todos a seu redor sem saber o que os havia atingido. As pessoas se afastaram dela e passaram a evitá-la com medo de outra crise de explosão. Imediatamente após esses episódios, ela culpava sua enfermidade e os médicos por não conseguirem deixá-la em bom estado – mas ela sabia exatamente o que estava fazendo.

Alice usava sua enfermidade para atrair a atenção que queria, fazendo dela um veículo para expressar suas emoções. Sua percepção era que essa condição era positiva para ela, porque lhe dava aquilo de que necessitava. Então, quando sugeri que devíamos procurar remover as histórias e percepções por trás de seu diagnóstico, ela não estava realmente muito interessada. Ela preferia permanecer submersa em seu próprio mundo particular de autoindulgência disfuncional.

Conexão mitologia-biologia

Ligar as histórias de nossa vida com a saúde de nosso corpo não é um conceito novo. Médicos antigos e metafísicos do Egito, da Grécia e da China usariam essa conexão para ajudá-los a entender as raízes por trás da enfermidade das pessoas e guiá-las no processo de cura. Até mesmo Hipócrates utilizou-se dessa conexão mitologia-biologia para ajudá-lo a diagnosticar e tratar enfermidades. Ele acreditava que "a maneira como uma pessoa pensa, assim ela será". Consequentemente, ele avaliava o estado mental de uma pessoa para ajudá-lo a compreender o físico.

Hipócrates defendia a ideia de que mente e corpo imitariam e imprimiriam um ao outro, de maneira que o que afetasse um teria o mesmo impacto sobre o outro. Por causa dessa crença, ele via o processo de cura em duas fases:

- fase 1: momento em que era preciso mudar a corrente do atual estado mental, porque, sem isso, a mente retornaria a seus velhos padrões de pensamento, o comportamento continuaria apoiando escolhas prejudiciais e o corpo manteria sua debilidade física crônica;
- fase 2: momento que envolveria a criação de um novo estado mental. Fazendo isso, haveria novas escolhas e comportamentos e um modo de vida diferente – consistente com a cura tanto do corpo quanto da mente. Uma vez mais, seu trabalho revelava a importância da condição de saúde da mente tanto para a cura quanto para manter a boa saúde.

Sigmund Freud também compreendia a importância de um estado mental saudável e usava a conexão mitologia-biologia em sua abordagem para entender por que nos tornamos enfermos. Ele acreditava que descobrindo as histórias enterradas profundamente dentro da psique humana, o corpo responderia favoravelmente. Como consequência disso, ele criou a "cura pela fala", solicitando às pessoas que contassem e recontassem suas histórias, falando sobre seu passado como um meio de liberar suas feridas emocionais, responsáveis por seu estado mental não saudável.

Enquanto a abordagem de Freud é certamente sábia em conceito e oferece algum alívio, não garante que as histórias ou feridas emocionais acabarão – mesmo após anos de terapia. Por que não? Há dois fatores básicos:

Primeiro: você não percebe que quanto mais fala sobre seus problemas, mais infeliz você fica? Você ainda não se convenceu de que quanto mais você fala e reclama do seu sofrimento, mais ele se agarra a você? Nesse caso, usamos nossas histórias para explicar por que temos medo de amar e evitamos qualquer situação que possa reacender essas velhas feridas. E se um dia entrarmos em um novo relacionamento, usaremos as mesmas lorotas para explicar nossa nada saudável co-dependência. Em ambas as situações, as histórias são usadas para nos proteger.

Segundo: a "cura pela fala" nem sempre funciona, porque não podemos dizer a nós mesmos um simples "*vá embora, suma*", nem esperar que a fala de outro tenha em nós o mesmo impacto que nossa própria fala. Tudo o que os outros podem fazer por nós nesse caso é emprestar seus ouvidos amigos e – no caso dos terapeutas – nos proporcionarem um pouco de sua habilidade profissional. Eles só podem nos ajudar se estivermos "realmente" dispostos a nos ajudar. Em outras palavras, precisamos ter essa disposição por nós mesmos, pelas nossas razões. Está em nossas mãos mudar as percepções que temos e deixar as identidades que criamos ir embora. Isso significa dizer que em algum ponto teremos de parar de contar e recontar as histórias, aquelas carregadas com autopiedade, porque em vez de serem uma solução, vão se tornando um problema. Em vez de liberar-nos do passado, nos fazem ficar presos à armadilha do que já é familiar. Como resultado, nossa "história" dita nosso futuro e nos vemos perpetuando um ciclo traiçoeiro de contarmos histórias que poderiam finalmente submergir no nosso corpo sob a forma de um diabetes, de doenças cardíacas, fadiga crônica, desordens autoimunes e até mesmo certos tipos de câncer. O que aprendemos da conexão mitologia-biologia é que se uma pessoa *acredita* que sua enfermidade serve a um propósito, *sente* que está satisfazendo uma profunda necessidade emocional, personalizando-a e identificando-se com ela, então a pessoa se *torna* a sua enfermidade. Estamos aprendendo que tudo se relaciona com *percepções*.

Percepção, bagagem da vida

Uma percepção é uma combinação de pensamentos, emoções, atitudes e crenças que formam um estado mental ou um estado de consciência. Percepções são a base de nossas histórias e determinam aquelas que constantemente contamos e recontamos. Pense nelas como a bagagem da vida, pois elas mantêm dentro de si o conteúdo de tudo que nos acontece.

Se usarmos a metáfora "a vida é uma jornada", começaremos a entender por que temos a bagagem que temos e como acumulamos seu conteúdo. Está tudo lá por causa da viagem – não nascemos com bagagem. Na verdade, viemos a este mundo com uma metafórica maleta de mão, a *mente*, que foi desenhada para carregar todas as nossas experiências. Ela já vem equipada com traços de personalidade para nos dizer como pensar e chegar aonde queremos ir. Tem em si o sagrado acordo que temos com nós mesmos, que é trazer as intenções da alma à expressão física, por meio de nossos pensamentos, palavras e ações. No entanto, na mente não existe medo, nem dor nem sofrimento ao nascer. Essas emoções são adicionadas como resultado de nossos condicionamentos e quando incorporamos as verdades de outras pessoas como se fossem nossas. É a essa altura que a maleta se torna bagagem e as percepções não se alinham com as intenções da alma.

Começamos a vida carregando uma maleta de mão. À medida que a vida flui, vamos constantemente adicionando pensamentos, jogando algumas emoções lá dentro para apoiá-los e, cuidadosamente, incluindo algumas atitudes, caso algo apareça, algo que desafie nossa percepção. Pensando que temos tudo, estamos prontos para fechar a maleta e seguir em frente.

E, então, de repente, nos lembramos de que esquecemos nossas crenças. Sem elas, não seremos capazes de dizer se as verdades que estão guiando nossa maneira de viver pertencem a nós ou a outra pessoa. Podemos sempre contar com elas para explicar por que não podemos ou não superamos nossos medos. E, então, nossa mente nos diz que estamos prontos para ir porque nossa bagagem está cheia de tudo o que é necessário para nos encaixarmos nas estruturas sociais e familiares.

No entanto, por trás de tudo, escutamos essa voz fraca – a voz de nossa alma – querendo saber se de fato precisamos de tudo aquilo. Espantamo-nos por não estarmos dizendo nossas próprias verdades e por não termos colocado nenhuma felicidade, alegria, diversão ou algum amor próprio na bagagem. E perguntamos: "Se você não colocou nenhum desses itens, como você espera mudar suas percepções, encontrar a alegria de viver, ou mesmo experimentar a emoção e a maravilha que acontece quando tenta algo novo – como criar um novo pensamento, deixar aquela mágoa ir embora, ou dançar em seu próprio ritmo?

A alma nos pede que voltemos ao início de nossa jornada, quando não tínhamos bagagem alguma e tudo o que possuíamos era uma maleta de mão leve com pensamentos e emoções. A voz também indica como mudamos através dos anos. Quanto mais velhos ficamos, mais nossa bagagem pesa, até o dia em que chega um ponto em que está tão cheia que não conseguimos fechá-la. Está tão pesada que não conseguimos mais carregá-la. Isso nos diz que se continuarmos assim, nossa mente ficará exausta do estresse e logo nos sentiremos indecisos e confusos. Esta voz nos relembra de como nosso corpo sofre com o estresse de fazer a maleta com as mesmas velhas percepções, arrastando-as conosco para todos os lados, todos os dias, até que nossas costas doam, nossos pés fiquem cansados e doloridos e nosso sistema imunológico enfraquecido, aumentando nossa suscetibilidade às enfermidades. Diz-nos que esquecemos quem somos por causa da bagagem e permitimos que as percepções de outros desalinhem-nos das intenções de nossa alma.

A voz de nossa alma pede-nos para lembrar que a chave para a boa saúde começa por reavaliarmos nossas visões, agindo sobre elas antes que se tornem nossa bagagem. Sugere que a melhor maneira para iniciar o processo de cura é observar nossas percepções das enfermidades, porque elas determinarão como nos relacionaremos com isso, como nos identificaremos com a condição e que tipo de tratamento iremos procurar. Também irá influenciar nosso compromisso de participar do processo de cura, ou seja, se vamos procurar pessoas para tornar as coisas melhores ou se estamos dispostos a fazê-lo nós mesmos.

Percepções da enfermidade

Há quatro percepções fundamentais da enfermidade:

1. mental: a mente está consciente de que há algo errado com o corpo;
2. físico: o corpo produz uma enfermidade definida que pode ser objetivamente identificada por meio de sintomas e testes;
3. psicológica: a enfermidade é percebida como quebra de conexão entre mente e corpo; o estado mental afeta o estado físico;
4. psicoespiritual: a enfermidade é avaliada holisticamente como uma crise transpessoal da alma, mente e corpo.

Infelizmente, essa quarta percepção de enfermidade não é em geral levada em consideração quando experimentamos dores e sofrimentos menores. Só entra em ação quando uma ameaça à vida é diagnosticada e, mesmo assim, a medicina alopática não a valoriza.

Percepção mental da enfermidade

É essa percepção da enfermidade que faz a maioria das pessoas procurar cuidados médicos, pois a mente está consciente de que algo está errado quando não nos sentimos bem ou nosso corpo dói. O foco mais importante é compreender o que acontece no corpo e descobrir quanto tempo vai demorar para se restaurar a saúde.

Se as pessoas veem a enfermidade dessa maneira, provavelmente estarão abertas a qualquer forma de medicação que diminua o desconforto, ainda que cause dependência em potencial, ou tenha sérios efeitos colaterais de longo prazo. A preocupação deles, e de sua mente, é sentir-se melhor e fazer a dor sumir.

É importante lembrar-se de que a percepção mental da enfermidade foca-se tão-somente no funcionamento do corpo – nada mais. A mente executa essa tarefa aumentando o nível de dor que os receptores liberam no cérebro, dirigindo-os para a parte do corpo comprometida. Se a mente fizer bem o seu trabalho, agimos, porque se torna impossível pensar em qualquer outra coisa.

Percepção física da enfermidade

A percepção física é uma história completamente diferente porque há uma enfermidade real diagnosticável e que está afetando o corpo. Entretanto, em muitos casos – como nos estágios iniciais do câncer, das doenças do coração e do diabetes – podemos não estar conscientes de que algo está errado porque não estamos experimentando os sintomas que nos levariam a procurar ajuda. Nessa situação, o problema é em geral encontrado por meio de exames rotineiros e diagnóstico, que têm sempre o cenário das "boas e más notícias".

As boas-novas são de que por ser diligente em fazer *checkups* e exames rotineiros, o problema pôde ser descoberto cedo o suficiente para ser tratado com sucesso. As más notícias são de que quando não há sintoma físico, podemos ser pegos de surpresa pelo diagnóstico e ficar menos inclinados a acreditar que seja verdade. Quando isso acontece, não é incomum negarmos que temos uma enfermidade, desconfiar do diagnóstico, questionar a competência do médico ou rejeitar quaisquer sugestões de tratamento até que a mente possa realmente saber com o que está lidando. Infelizmente, enquanto lida com a negação e tenta compreender melhor a situação, o estado de saúde pode progredir até o ponto em que haverá poucas opções de tratamentos.

A percepção física acredita que a enfermidade é resultado de fatores externos como vírus, contaminação ambiental, dano físico, trauma ou predisposições genéticas. Está focada em como a estrutura do corpo está sendo afetada e busca identificar especificamente o que está causando o colapso e até que ponto o corpo foi afetado. O problema está isolado em uma área ou há outras partes sendo afetadas?

Desse ponto de vista, somos compostos de partes individualizadas como órgãos, glândulas e vários sistemas diferentes. O corpo não é visto holisticamente. Por essa razão, o tratamento preferido é remover ou reparar as partes afetadas e – se necessário – fazer tratamentos químicos como quimioterapia, injeções de insulina ou produtos farmacêuticos. Como a percepção mental, a visão física também está focada em restaurar o corpo ao estado em que se encontrava antes de ser tornar enfermo, mesmo que isso potencialmente signifique comprometer outra parte.

Percepção psicológica da enfermidade

Nossa terceira percepção de enfermidade, a psicológica, ocorre quando estamos preocupados com nosso estado mental e tentamos entendê-lo. Olhamos para os fatores como insônia, fadiga, estresse, problemas emocionais, com a impressão generalizada de não estarmos nos sentindo muito bem.

Muito embora essa visão da enfermidade seja psicológica, ela contribui significativamente para buscarmos cuidados médicos. Pode reproduzir sintomas físicos como tensão muscular, dor, palpitações cardíacas e falta de ar – sinais que alertam a mente que algo está errado, embora o médico possa não identificar qualquer anormalidade. Médicos referem-se a isso como a percepção da preocupação, ou seja, as enfermidades produzidas estão mais na cabeça do que no corpo.

Se essa percepção de enfermidade deve ser trabalhada adequadamente, o processo deve incluir uma avaliação do estado mental do paciente, identificando os padrões comportamentais que possam no final das contas impactar o corpo e apresentar técnicas de modificação comportamental e cognitiva capazes de capacitar o indivíduo a fazer as mudanças necessárias.

Percepção psicoespiritual da enfermidade

Nossa percepção psicoespiritual é, sem dúvida, a mais importante para curar-nos a nós mesmos, porque permite que vejamos a enfermidade holisticamente. Permite-nos considerar todas as outras percepções discutidas neste capítulo e busca compreender todos os fatores ocultos. Força-nos a olhar para além das qualidades físicas da conexão mente-corpo, levando em conta a intenção da alma. Esse ponto de vista não define nossa condição por meio das dores e das aflições ou de desordens identificáveis. Ao contrário, observa como estar indisposto influencia nossa qualidade de vida.

Essa visão permite-nos ver a dor, o desconforto, a tensão e o estresse como barômetros que indicam quanto comprometemos nosso verdadeiro eu para nos encaixarmos nas estruturas familiares e sociais, para avançar ou ser aceito. Vê a enfermidade como um sinal de como é significativa a desconexão entre alma, mente e corpo. Relembra-nos de que precisamos criar um modo de vida em torno de nossa saúde – não vice-versa.

Enquanto a percepção mental da enfermidade fala por meio dos sintomas, a percepção física fala por meio da diagnose; a percepção psicológica, por meio do comportamento; a percepção psicoespiritual da enfermidade utiliza-se de metáforas. Aqui estão alguns exemplos:

- “pare de arrastar os pés” indica a necessidade de dar passos em direção à mudança que você sabe que deve dar. Essa metáfora manifesta-se psicologicamente como medo do desconhecido, que pode expressar-se fisicamente como dor e desordens do pé, tornozelo e parte inferior das costas;
- “está tudo na sua cabeça” revela a necessidade de mudar pensamentos responsáveis por criar limitações mentais próprias que você crê que estão puxando você para trás. Essa metáfora manifesta-se psicologicamente no comportamento – ser autocrítico ou levar a vida a sério demais, ou ser indeciso – que então pode surgir fisicamente como dores de cabeça, nos ombros e tensão muscular no pescoço, além de desordens na espinha dorsal inferior;
- “a vida é dura” indica a necessidade de parar e reavaliar seu modo de vida. Essa metáfora manifesta-se psicologicamente como medo de mudança, fisicamente como doença cardíaca, pedras no rim, artrite reumatoide e fibromialgia.

Nossa percepção psicoespiritual da enfermidade não nos coloca à procura de acertos rápidos ou alívio imediato por meio de medicamentos; nem apoia a fuga emocional ou comportamentos passivos. Em vez disso, encoraja a expressão de histórias, emoções negativas e percepções de maneira que possamos trazê-las à superfície e ver o impacto que tiveram sobre nossa vida. Enxerga as fortes emoções negativas como o medo, a raiva, o ódio e a fúria como indicadores de quanto tempo e energia investimos para perpetuar algo que compromete aquilo que somos. A expressão de tristeza e pesar é parte natural do processo de cura e um meio de se desvencilhar das cargas emocionais enterradas profundamente em nossa psique. O autoperdão é o único caminho para curar as desconexões da alma, mente e corpo; permite-nos curar a nós mesmos em todos os níveis.

Única percepção que importa

Como vimos no caso de Alice, no começo deste capítulo, a única percepção que importava era a dela. Não fazia nenhuma diferença o que seus médicos pensavam ou quais eram suas conclusões. Ela desenvolveu uma relação tão positiva com a doença que estava determinada a perpetuá-la.

Da mesma forma, a única percepção que realmente importa é a nossa própria percepção. É a única que determinará a relação que vou desenvolver, os tipos de tratamentos que estaremos receptivos para tentar, nossa tolerância para lidar com seu impacto em nossa vida e o grau de nossa participação no processo de cura. Nossa visão de mundo nos guiará: vamos procurar alívio imediato e um médico para nos consertar ou estamos dispostos a reparar nossa saúde?

Sugiro que você separe um tempo para pensar sobre o que é estar doente. Que pensamentos isso gera? Você acha que estar doente serve a um propósito, pois lhe dá permissão para diminuir a marcha frenética da sua vida? Você obtém a atenção que você deseja? Você se identifica com sua doença dizendo frases como "eu tenho câncer", "meu problema de colesterol" ou "tenho uma doença cardíaca"? Você acha que sua condição é significativa – tentando dizer para si mesmo que alguma coisa está errada?

As suas respostas a essas perguntas revelam o tipo de relação que você poderia desenvolver com a enfermidade, caso fosse acometido por uma; revelam sua percepção. Os pensamentos são seu navegador interno e servem de atrativos para sua experiência. Sozinhos, eles determinam a qualidade e substância da sua saúde.

CAPÍTULO 6

Pensamentos são como um navegador interno

Para descobrir por que adoecemos, precisamos começar por compreender o que são os pensamentos, como funcionam e por que têm tanta influência em todos os aspectos do nosso ser. Mas antes os pensamentos devem ser entendidos tanto psicológica quanto cientificamente.

Psicologicamente, sabemos que os pensamentos:

- existem em algum nível porque podemos notar sua influência;
- dirigem o que falamos e agem de acordo com isso;
- tornamo-nos aquilo que pensamos;
- edificam-se sobre si mesmos e formam nossas memórias e crenças;
- são a fonte de percepções, histórias, hábitos e zonas de conforto;
- determinam como interagimos com o mundo exterior – e como isso nos afeta internamente;
- influenciam nossas relações e como interagimos com os outros;
- são percebidos pela mente como reais (embora intrinsecamente não o sejam), influenciando nossa percepção da realidade.

Cientificamente, ainda sabemos muito pouco sobre o assunto porque não há experiências ou estudos que evidenciem que os pensamentos realmente existam.

Sabemos, porém, que o cérebro é um sistema aberto, o que significa que está continuamente trocando informações tanto externa quanto internamente. Esse *toma-lá-dá-cá* pode ser visto como impulsos eletroquímicos movendo-se de um hemisfério a outro, de um lóbulo a outro. Quando a pessoa se empenha em pensamento similares, a estrutura neural do cérebro reorganiza-se para que possa reconhecer e acomodar esses padrões consistentes.

O cérebro não é diferente de nenhuma outra parte do corpo. Ele também procura sobreviver e lutar e reconhece que não pode fazer isso porque está limitado pelas repetições. Em consequência, quando se vê envolvido em um padrão potencialmente destrutivo de pensamento, reordena suas funções ao criar novos caminhos neurais, tornando possível reorganizar-se em um nível mais alto e mais complexo de operação. Mas, mais importante: sabemos que esse é um processo vivo, sempre em progresso. Quando o cérebro se repadroniza, alterações notáveis acontecem. Ele se torna mais aberto e receptivo para a criação de um novo "pensar".

Há cientistas que acreditam que a grande força por trás dessa reorganização e repadronização é muito mais do que o cérebro precisa para sobreviver. Eles acreditam que está de alguma forma conectado às necessidades da alma para restaurar a saúde no corpo físico e que o único jeito de fazer isso é reparar – ou consertar o estado mental.

Natureza do pensamento

O pensamento não é nada além de uma metáfora – que tem significado e substância para seu criador, enquanto ao mesmo tempo fornece uma associação para que, assim, o cérebro possa fazer algo com a informação que ele oferece.

Pensamentos servem como fundamentos para nossa existência, porque eles marcam os eventos da nossa vida. Eles nos conectam com o passado, trazem-nos de volta ao presente e oferecem direções para o futuro. Os pensamentos não são nossos mestres, eles não nos controlam. Livre-arbítrio é nossa natureza e podemos mudar os pensamentos quando quisermos – isso, claro, se estivermos dispostos a mover-nos para além do que já foi consagrado.

Pensamentos atuam como navegadores internos, oferecendo rumo e direção. Definimos quem nós somos pela qualidade de nossos pensamentos e expressamos isso por meio de nosso comportamento. Pela qualidade do que pensamos, somos capazes de perceber onde colocamos nossas energias mentais. Se estiverem focadas externamente, vamos nos ver buscando aprovação e aceitação dos outros, reagindo como robôs mentais em vez de pensar por nós mesmos. Se estivermos olhando para dentro, assumiremos o papel de observadores e exercitaremos nosso livre-arbítrio para liberarmo-nos dos pensamentos dos outros. Agindo assim, deixaremos de nos comprometer, permitindo a nós mesmos utilizarmos os dons naturais.

Anatomia do pensamento

Os pensamentos são a linha vital entre nosso mundo interno e externo. São os tecelões daquilo que aprendemos. Ao interagirmos com esses dois domínios, somos capazes de agir em uma realidade expandida e assim enxergar nossas experiências de maneira holística. A habilidade de criar pensamentos é sem limites. As únicas fronteiras são autoimpostas, como resultado daquilo que aprendemos. Enquanto aquilo que pensamos cria comportamentos diferentes e atrai experiências variadas, o seu conjunto é consistente: os pensamentos apresentam conscientização, dados, emoções, memórias, associações, conexões, polaridade e mudança.

Conscientização

Todo pensamento dispara mediante um estado de consciência, seja em função de algo percebido pelos cinco sentidos, seja em função de nossa intuição ou experiência. A consciência é o catalisador que permite determinar quais pensamentos devem ser criados. Ela eleva nossa sensibilidade mental e emocional, dizendo ao cérebro quais pensamentos multiplicar, quais eliminar e com quais agir. Direciona o foco das atividades mentais e determina a carga emocional que deve ser anexada a cada pensamento. Também alerta o cérebro para o perigo iminente ou sinaliza que tudo está bem. A consciência faz observarmos o óbvio, enquanto revela os significados ocultos por trás de nossas experiências e ativa a procura e recuperação de informação armazenada em nossa memória de curto e longo prazo.

Dados e detalhes

Todo pensamento é rico em dados que permitem ao cérebro fazer suas associações e conexões. Quando um pensamento é criado pela primeira vez, não tem qualquer carga emocional e, então, existe uma tremenda clareza na informação em questão. É como uma epifania, um momento de realização, o brilho de um *insight*; sabemos no íntimo que a informação dada é precisa.

Se por uma razão qualquer não agimos de acordo com nossos impulsos, o cérebro dá início ao processo de associação e a qualidade dos dados fornecidos muda dramaticamente. Nesse ponto, o material é combinado com experiências passadas e passa de sabedoria a memória. Como tal, a informação é rotulada e uma carga emocional anexada a ela, que dirá ao cérebro se é utilizável ou descartável.

Emoção

Um pensamento é rotulado no momento em que uma carga emocional é anexada a ele. As emoções planejam nos bastidores cada aspecto de nosso ser. Mentalmente, elas determinam a qualidade de pensamentos, dirigem o cérebro em seu processo de associações e ajudam a fazer as conexões necessárias para seguir adiante. Fisicamente, elas informam ao cérebro o que acontece sob a superfície de nossa pele. Influenciam os processos voluntários do corpo, como a coordenação muscular, e os involuntários, como a liberação de hormônios na reação de estresse agudo, o controle da bexiga e intestinos, a respiração e os batimentos cardíacos. Energeticamente, elas mudam o fluxo do corpo e chamam a atenção para onde o eu-físico está sendo afetado emocionalmente. As emoções têm impacto sobre a rede de comunicação mente-corpo e revelam quando estamos energeticamente exaustos ou vitalizados.

Memórias

Memórias são pensamentos repetitivos que se tornam estáveis em nosso comportamento. Cada memória individual é um microcosmo de nossa vida que foi preservado com o tempo. É a forragem de nossas histórias, responsáveis pela formação de hábitos, zonas de conforto e percepções. O problema com elas – e a razão pela qual parecem ter grande influência em nosso pensamento – é que o cérebro, em sua necessidade de fazer uma associação, vai buscar apenas as memórias que têm anexadas as cargas emocionais mais fortes. Isso significa que qualquer dado que seja vagamente parecido no conteúdo e na sensação será automaticamente anexado à uma memória compatível, mesmo que o dado não seja absolutamente capaz de funcionar em conjunto. É essa constante e progressiva necessidade de fazer uma associação que distorce as coisas até o ponto em que é difícil relembrar a experiência original.

Associações

As associações são parte necessária do processo de pensamento porque diz ao cérebro qual será o próximo passo e quando agir de acordo com os dados que recebe. Sem elas, o cérebro ficaria imobilizado.

Quando uma experiência é comparada com a memória, somos capazes de relembrá-la, encontrar significado, agir de acordo e explicar o comportamento associado a ela. É de grande ajuda pensar que as associações são como um piloto-automático do cérebro, pois orquestram esse processo sem termos de pensar sobre ele. Sempre que houver uma conexão, a mente associativa arquiva essas experiências juntas, na mesma memória organizacional para uso futuro.

Conexões

Conexões ocorrem uma vez que o processo anterior é completado e o cérebro se lembra de como atuar nessa experiência. As conexões expandem a memória quando adicionam tempo, espaço e atividades a ela. Conexões tornam possível para nós pararmos de pensar sobre o que fazer; em vez disso, nós simplesmente fazemos.

Polaridade

Os pensamentos são polarizados. Sua criação fundamental é ativada tanto pela atenção quanto pela intenção. A atenção é a atividade mental que nos permite focar em algo. Ela ajuda o cérebro a procurar traços e pistas, que o levarão ao dado de que necessita e se apoia nos sentidos físicos, para assim juntar informação e poder ajudar a ajustar o foco externo. No processo perceptivo, o cérebro precisa de um lugar para começar – um ponto de partida para reunir informações –, ele requer atenção para poder observar e examinar o mapa geral da situação de maneira que obtenha os dados necessários para iniciar o processo de associação.

A intenção, por outro lado, é uma atividade emocional que usamos para identificar o porquê de querermos reunir certas informações. Está focada em procurar o significado por trás de nossos pensamentos e experiências. Esse filtro elimina tudo o que não combina com o que queremos encontrar, ao mesmo tempo em que nos ajuda a concentrar-nos em conseguir o que desejamos. Embora o cérebro possa fazer uma busca rápida através de um considerável número de dados adquiridos por meio da atenção, a intenção foca-se nos dados que nos fornecerá o que precisamos para entrar em ação.

Prestar atenção é muito mais fácil se sabemos em que e onde ajustar o foco. Trata-se do processo perceptivo da intenção, que diz ao cérebro o que procurar e por quê. É ele quem seleciona os outros dados que poderiam agir como distrações. A atenção também compensa os pontos escuros de nossa mente e utiliza as associações como pano de fundo para descobrirmos o que é preciso fazer.

Mudança

Quando você muda sua percepção, você libera o seu pensar das limitações mentais criadas por seus condicionamentos. Você fica mais engajado com a vida e mais aberto para tentar coisas novas. Sua maneira de interagir com as pessoas muda significativamente. Alterar pensamentos é uma habilidade que pode ser desenvolvida como qualquer outra. Basta estar decidido a agir e identificar os pensamentos nos quais se quer trabalhar.

Uma vez iniciado o processo, preste bastante atenção às ocasiões em que mudou de ideia e conscientemente as examinou. Isso lhe permite monitorar a qualidade de seus pensamentos e reavaliar as associações que faz. Você descobrirá se seu cérebro aceitou os novos dados e está criando novas associações ou se ainda está tentando manter as antigas. É também de grande utilidade verbalizar que você mudou de ideia a respeito de algo, pois isso vai minimizar a insegurança e ajudar a construir sua convicção na sua habilidade para criar novos pensamentos.

Pensamentos e a Lei da Atração

Pensamentos são vibrações e, quando irradiam do corpo energeticamente, servem como "atrativos" de experiências. Isso significa que nós atraímos o que pensamos, e vice-versa.

Quando o pensamento encontra um recipiente, há uma dança energética implícita e uma união de ideias acontece. Os pensamentos do remetente e do receptor conectam-se e os dados são transferidos. Nessa conexão, o pensamento do recipiente é alterado e mais pensamentos são criados. Após a troca ser completada, o pensamento original, como um bumerangue, retorna ao remetente sob a forma de consciência, e o cérebro começa seu processo de associações e conexões. Isso explica por que tendemos a atrair as mesmas experiências e pessoas várias vezes.

Rapidez do pensamento

A velocidade de um pensamento depende da carga emocional anexada a ele. Quanto mais forte a energia negativa, mais rápido ele é; quanto mais positivo, mais devagar ele se movimenta. Embora não seja o que esperaríamos escutar, há uma razão para essa anomalia: condicionamento. Não somos criados para acreditar que podemos curar nossas enfermidades ou sermos os mestres do nosso destino.

O resultado é que nosso cérebro, ao longo dos anos, se reprogramará para aceitar apenas pensamentos que apóiem condicionamentos e estejam carregados de emoções negativas, porém, vamos mudar nossa percepção e olhar para isso de outro jeito. Se nossas experiências do mundo externo são meramente um reflexo do que reconhecemos ser verdadeiro, por causa dos condicionamentos, atrair experiências negativas talvez seja uma maneira de nosso cérebro nos alertar que padrões repetitivos de pensamento são potencialmente prejudiciais para seu bem-estar e saúde em geral. Talvez o ímpeto absoluto dessa repetição esteja nos animando a mudar.

Com essa nova visão geral em mente, é possível que experiências carregadas de emoções positivas mexam-se mais lentamente para que possamos reconhecer o que precisamos para mudar. Talvez a velocidade reduzida permita-nos fazer a pausa mental necessária para reavaliar a qualidade de nossos pensamentos. Dessa forma, não iremos atrair inadvertidamente o que realmente não quisermos.

Pensamentos e saúde do corpo

Existe uma conexão entre o que pensamos e o que acontece a nosso corpo? Absolutamente. A ciência está finalmente captando o que a metafísica antiga acreditou por milhares de anos: aquilo que pensamos e a maneira como nos sentimos revelam-se em nosso corpo.

O estresse físico e emocional interfere na habilidade do corpo em funcionar adequadamente. Pensamentos negativos e estresse emocional podem produzir um desequilíbrio químico que se expressa sob a forma de desesperança e desespero, comprometendo o funcionamento do sistema imunológico.

Basicamente, existem dois tipos de pensamentos: saudáveis e não saudáveis. Os resultados de estudos demonstraram que os indivíduos que lidavam com situações adversas de forma calma e com tolerância tinham poucos problemas de saúde. Mas, por outro lado, as pessoas que declararam se sentir derrotadas, exaustas e cansadas tinham mais infecções respiratórias. A conclusão foi que a repetição de pensamentos estressantes associados a discussões e ansiedade vence o sistema imunológico pela persistência, aumentando, dessa forma, a suscetibilidade à gripe comum.

Como médica intuitiva, vejo a gripe e o resfriado como consequência dos pensamentos negativos, os quais acabam mudando o pH tanto no sistema digestivo quanto no sistema imunológico. Isso produz um desequilíbrio químico que cria o ambiente ideal para o vírus responsável por essas doenças.

Cada dor e aflição enviam uma mensagem para o cérebro, informando que algo está gerando um problema físico. Nosso corpo pede ajuda, solicitando que imediatamente alteremos o que está causando o problema. Ainda que possa soar estranho dizer, a dor é o benfeitor mais gentil do cérebro. Se pararmos um pouco para escutá-la, ela vai até nos contar o que precisamos fazer para mudar.

Quando pensamentos tornam-se crenças

Crenças formam-se quando pensamentos tornam-se fixos tanto na memória quanto no comportamento. Trata-se de pensamentos específicos carregados com observações e expectativas que se tornaram inflexíveis.

Antes de pensamentos transmutarem-se em crenças, servem a um propósito importante. Para começar, fornecem dados com as cargas emocionais consistentes de que o cérebro necessita para realizar associações e ligar os pontos. Ajudam o cérebro a categorizar experiências e a discernir significados. Eles garantem que apenas a informação mais segura, mais previsível e confiável chegue até nós de maneira que as conexões certas estejam ativadas – conexões que garantam nossa sobrevivência e ofereçam maiores oportunidades para que nossos desejos realizem-se. Contudo, uma vez que esses pensamentos são transmutados em crenças, eles se tornam os mestres visíveis de nossos pensamentos. E é nisso que reside o problema.

Abandonar nossas crenças não é uma proeza fácil, porque o cérebro se tornou acostumado a confiar nelas. Quando decidimos mudar, nosso desafio começa por escolher o que mudar. Uma vez achado, então temos de reservar um tempo para avaliá-lo, explorá-lo e reconhecer o comportamento relacionado com ele. Então, estamos prontos para agir.

CAPÍTULO 7

Emoções: nosso barômetro interno

O próximo passo para a compreensão do motivo por que ficamos enfermos é aprender mais a respeito das emoções e do papel importante que elas desempenham sobre a imunidade. Emoções são energias estimuladas, cuja intenção é chamar nossa atenção. Seu propósito é levar-nos à ação.

Devemos usar nossas emoções para expressar como nos sentimos a respeito de algo. Elas permitem que outras pessoas saibam quando ultrapassam nossas fronteiras, alertando-os para o fato de que machucaram nossos sentimentos. Presume-se que não devamos suprimir nossas emoções ou escondê-las como nossos condicionamentos nos estimulam a fazer. Nem deveríamos enterrá-las internamente, pois poderiam se reerguer até termos um ataque de fúria emocional – ou pior ainda: um colapso físico.

Sentimentos e emoções não são iguais

Embora as palavras sentimentos e emoções sejam usadas como sinônimos, não são conceitos similares, nem em significado nem na maneira como afetam nosso corpo físico.

Sentimentos

Sentimentos são pensamentos sem uma etiqueta anexada a eles. Eles são apenas informação, pura e simples. Quando os compartilhamos, estamos fornecendo informação imparcial sem nenhuma implicação, o que significa dizer que não estamos tentando convencer as pessoas de nada. Eles são apenas uma expressão do que aprendemos e experimentamos, tudo aquilo que sabemos instintivamente e que reflete nossas opiniões.

Sentimentos são como uma bússola: dizem-nos onde estamos. São catalisadores que ajudam o cérebro a selecionar os dados que ele recebe de maneira que possa discernir o que é viável e confiável. Eles atuam como receptores imparciais de dados reunidos através do sentido físico, para então fazer uma verificação cruzada em nossa intuição. Dessa maneira, somos capazes de ter uma perspectiva holística do que está acontecendo nos universos internos e externos.

Como os sentimentos são desprovidos de cargas emocionais e expectativas são associados com emoções, eles não têm nenhuma implicação psicológica profunda e não têm necessidade de apoiar velhos padrões de pensamento ou perpetuar crenças. Tudo o que fazem é formar imagens mentais e prover *insights* de como estamos sentindo e percebendo nossas experiências. E por que eles não são parte de seu conteúdo, não afetam o equilíbrio químico do corpo nem contribuem para a formação da enfermidade.

Emoções

As emoções, por outro lado, são pensamentos que carregam um julgamento em si. Ao adicionar uma avaliação ao que pensamos, este se torna carregado emocionalmente. Isso faz com que fique fácil para o cérebro discernir os pensamentos maus dos bons, determinando qual comportamento é aceitável. Emoções funcionam como um barômetro interior e são o veículo que nossa alma utiliza para ajudar-nos a diferenciar a qualidade de nossas ideias. Elas revelam efetivamente como aquilo que vivenciamos externamente está nos afetando internamente, permitindo-nos saber quando é necessário mudar e ajudando-nos a reconhecer quem está no controle.

Psicologicamente, emoções são projetadas para ajudar o cérebro em seu processo de tomada de decisão. Se emoções negativas estão anexadas ao pensamento, certamente iremos nos apegar a decisões que são familiares e nos manterão seguros. Os pensamentos com as piores cargas tendem a chamar mais atenção por causa das distrações que criam. Tentamos evitar lidar com eles. Consequentemente, em vez de alterar o que é preciso, é da natureza humana varrê-los para debaixo do tapete e fingir que não existem.

No entanto, suprimir emoções desagradáveis não é bom para o corpo nem para a mente, porque isso coloca-nos em estado de alerta, dando lugar a reações químicas em cadeia, as quais inibem o corpo de funcionar adequadamente. Mentalmente, manter emoções desagradáveis escondidas inibe a habilidade do cérebro de fazer associações e conexões, inibindo nossa capacidade de pensar claramente. Ao mesmo tempo, fazem emoções negativas criar volume rapidamente, até que estejamos preocupados, irritadiços e furiosos.

Sempre que isso acontece, nos tornamos reféns de velhas crenças. Reclamamos de estarmos cansados da mesma velha montanha-russa emocional e assumimos compromissos que não podemos cumprir.

Por outro lado, se fôssemos adicionar uma carga emocional positiva a um pensamento, ficaríamos ansiosos por expandir e completá-lo para podermos atuar sobre ele. Mentalmente, isso resultaria na diminuição da atividade da parte do cérebro que cria emoções negativas. Essa diminuição domaria os pensamentos carregados de preocupções, de forma que o cérebro se abriria para novas ideias e estaria pronto para aceitar novos desafios.

A emoção é a primeira linguagem instintiva que usamos na infância para expressar nossas necessidades, vontades e desejos. Aprendemos como interagir com os outros e descobrir qual comportamento é aceitável. Também descobrimos como manipular pessoas para realizar nossos desejos. Emoções são usadas como artifício para chamar a atenção, para sermos ouvidos e expressar o que sentimos por dentro. A maior parte da linguagem emocional que falamos espelha o que vimos, nós a aprendemos e experimentamos enquanto crianças, e ela reflete a influência que outras pessoas tiveram sobre nós na infância.

Quando nossas reações obtêm o tipo de resposta que buscamos, nós as imprimimos emocional e energeticamente, tanto nos bancos da memória quanto nas células do corpo. No futuro, quando surge uma situação que requer um tipo de resposta específica, vamos aos arquivos e usamos seus registros para nos dizer como agir e reagir.

De onde vêm as emoções?

Na verdade, existem três respostas diferentes para essa pergunta – da mente, do corpo e da alma –, tudo depende para quem dirigimos a pergunta.

Elas vêm da mente

Se perguntássemos a um neurocientista, ele diria que as emoções originam-se no cérebro e há partes específicas do órgão responsáveis pelo medo e pelas emoções negativas (a amídala), assim como seções para o amor e para as emoções positivas (núcleo acumbente, os neurônios da parte anterior do cérebro). Ele diria que a sede das emoções está no funcionamento do límbico ou o lado emocional do cérebro, e envolve a interação bioquímica entre o tálamo, a amídala, o núcleo acumbente e o hipocampo. Explicaria que emoções são desencadeadas pelo *input* externo dos sentidos físicos – principalmente da visão e da audição – e que esses sinais são enviados ao tálamo, que põe em movimento a corrente emocional de eventos.

Quando o tálamo recebe os dados externos, ele se coloca em ação. Nessa altura do processo, passamos a lidar com sentimentos, o que significa que a informação ainda é imparcial. Se após a avaliação, o tálamo considerar que o conteúdo é um risco potencial ao nosso bem-estar, ele envia a mensagem de ação imediata para a amídala. Por outro lado, se ele decide que uma reação emocional não é necessária, envia uma mensagem ao neocórtex (a parte pensante do cérebro) para uma análise adicional.

A amídala é a sede do medo e das emoções negativas. Sua função é atuar como sentinela emocional, respondendo ou reagindo à informação que recebe. Há duas amídalas, uma de cada lado, e essas duas unidades, do tamanho de amêndoas, têm a responsabilidade de cuidar de nossa sobrevivência. Então, quando elas recebem a dica do tálamo de que algo pode ameaçar essa sobrevivência, enviam uma mensagem química indicando o problema. É isso que coloca as suprarrenais em ação. Elas separam os hormônios que alertam o corpo inteiro para se preparar. Ao mesmo tempo em que a mensagem é enviada para as suprarrenais, a amídala também alerta o cérebro todo, como também checa com o hipocampo para ver se há outra informação pertinente que ele necessita saber.

O hipocampo é considerado o portal da memória e a ponte entre pensamento e recordação. É onde armazenamos nossas crenças, percepções e histórias. No entanto, a informação mantida aqui é diferente daquela da amídala. A função básica do hipocampo é servir à amídala, registrando e dando um sentido às percepções emocionais que recebe, para depois conectar essas percepções com comportamentos passados.

O neurocientista *Joseph LeDoux*, do Centro para a Ciência Neural da Universidade de Nova York, descreveu a interação entre o hipocampo e a amídala de maneira eloquente, quando diz que "o hipocampo é crucial para se reconhecer o rosto de uma prima. Mas é a amídala que acrescenta: 'você não gosta dela'".

Entretanto, outra interação que nos afeta emocionalmente acontece entre o hipocampo e o núcleo acumbente, a parte prazerosa do cérebro. Pense por um momento em algo que faça você feliz. Enquanto todos formulam uma resposta psicológica, nada se parece com o que a amídala cria. Isso porque as memórias absorvidas pelo hipocampo ao redor dessas experiências não se distorceram com emoções negativas, nem estão escondidas atrás de falsas crenças. Não estão carregadas com compromisso; estão vibrando com amor. Consequentemente, podemos nos lembrar dessas experiências exatamente como as experimentamos originalmente e ainda lembrar como se tivessem acontecido ontem.

Elas vêm do corpo

Se estivéssemos perguntando para anatomistas de onde as emoções vêm, ouviríamos que elas são viscerais, porque as experimentamos primeiro nas entranhas e depois nos músculos. Eles explicariam que são as sensações corpóreas que enviam mensagens emocionais ao cérebro para interpretação, associação e, então, sua conexão com a memória. Eles acreditam que o funcionamento físico e mental está entrelaçado por uma rede de comunicações de feixes de nervos que são bidirecionais; cada um deles é capaz de afetar e alterar a reação ou resposta emocional do outro.

Anatomistas também iriam nos lembrar de que todos os músculos e órgãos – incluindo o coração e o fígado – têm essas linhas de nervos, todos desempenham uma parte integral da informação enviada ao cérebro via medula espinhal.

O corpo sabe o que está acontecendo e nos conta através dos músculos, que podem ficar paralisados, contraírem-se ou ter espasmos como se alertassem o cérebro de que algo está acontecendo.

Elas vêm da alma

Se fôssemos perguntar aos metafísicos de onde vêm as emoções, eles diriam: "Da alma". Eles explicariam que as emoções são o barômetro interno que a alma usa para nos alertar sobre pensamentos negativos e a atração de experiências prejudiciais aos nossos interesses.

Para provar seu ponto de vista e ajudar-nos a lembrar-nos desse sistema instantâneo de *feedback*, os metafísicos nos pediriam para relembrar uma situação em que nos sentimos infelizes ou exauridos energética e emocionalmente. Depois, eles nos pediriam para pensar em algo que nos fez feliz – algo que adoramos fazer, que nos entusiasma.

Como somos energéticos por natureza, os metafísicos acreditam que as emoções são vivenciadas simultaneamente por todo o corpo. Sustentariam sua crença descrevendo a resposta ou reação emocional mais como uma dança bioenergética da alma, mente e corpo, e que não é apenas bidirecional, mas multidirecional. Isso significa que todas as partes de nosso corpo experimentam emoções da mesma maneira e ao mesmo tempo. A única diferença seria a maneira como cada parte expressa emoção: a mente expressa emoções quimicamente, o corpo eletricamente, e a alma, energeticamente.

Metafísicos contestariam a ideia de que memórias estão armazenadas apenas em nossa mente, já que acreditam que também são mantidas em cada célula do corpo. Eles nos explicariam como o processo funciona, ligando-o às atividades dos *poros neuro-hormonais*. Dentro desses poros neuro-hormonais estão os neurotransmissores, que carregam a informação para o cérebro e outras partes do corpo, para interpretação, associação e conexão com as memórias armazenadas. Uma vez recebidos os dados, as partes do corpo respondem ou reagem de acordo com sua própria necessidade. O cérebro conecta esse novo *input* com o que foi absorvido pelos cinco sentidos do corpo. Os músculos, órgãos e glândulas conectam-se através das mensagens eletroquímicas que recebem do cérebro. A alma associa os dados vibrando por meio das atividades das células.

Os metafísicos ligam esse fenômeno à Lei da Atração Magnética – *Atraímos tudo o que pensamos. O que atraímos, pensamos*. Cada um de nós está constantemente transmitindo pensamentos, mesmo quando já nos esquecemos deles. Esses pensamentos, graças a sua natureza vibrante, voltarão a seu remetente com idêntica carga emocional da transmissão inicial. Em vez de serem recebidos de uma maneira que permite ao cérebro ser o primeiro a reagir ou responder, os pensamentos serão levados através dos poros neuro-hormonais, de maneira que primeiro as células, o corpo e depois o cérebro reajam.

Como uma reflexão conclusiva a respeito de onde vêm as emoções, os metafísicos vão nos lembrar de como a mente pode ser condicionada a evitar lidar com emoções e até aprender a suprimir sua expressão; porém, as células não podem fazer o mesmo, pois a alma utiliza nosso corpo como uma ferramenta da diagnose, revelando como e onde essas emoções estão nos afetando. Ao fazer isso, a mente não tem saída a não ser engajar-se no processo de avaliação da qualidade de nossos pensamentos, lidando com as cargas emocionais anexadas a eles. A alma se utiliza das emoções como meio de nos fazer vislumbrar o que está acontecendo na parte interna de nosso corpo.

Dois tipos de emoções

Quando pensamos em emoções, parece haver uma grande quantidade delas, mas, na verdade, existem apenas dois tipos: *medo* e *amor*. E mesmo assim, dentro dessas duas, encontraremos a origem de todas as emoções aparentes que sentimos e expressamos. Descobriremos como elas determinam nossos pensamentos, manipulando nosso comportamento, atingindo nossa qualidade de vida e controlando nossa saúde. Desde que as emoções são definidas em termos de como nos afetam biológica e psicologicamente, é fácil entender por que é tão importante estar em contato e aprender a lidar com elas, possibilitando que se expressem. Em nossa disposição de fazê-lo, aprenderemos como usá-las construtivamente para libertar-nos da opressão mental criada por nossas histórias, crenças e percepções.

Medo

Não nascemos com medo, embora nosso cérebro venha equipado com um alarme de medo. Em vez disso, essa emoção é uma dádiva que recebemos quando interagimos com outras pessoas. Isso não implica dizer que elas tenham a intenção de nos causar dano, pois na maior parte das vezes, estão tentando nos ajudar a melhorar, a nos ajustarmos à nossa família e às estruturas sociais, para sermos aceitos, queridos e amados. Elas só tentam nos proteger. Mas, mesmo inconscientemente, elas nos contaminam com seus medos, sem perceber que emoções são contagiosas e vão multiplicar-se como vírus.

O medo é a origem de todas as respostas negativas, incluindo *raiva, fúria, terror, ansiedade, ressentimento, ira, exasperação, indignação, animosidade, irritabilidade, ódio etc.* Todas essas respostas são responsáveis pelas fobias, síndromes do pânico, do estresse pós-traumático e comportamentos obsessivo--compulsivos. O problema com o medo é que ele cria um falso senso de segurança e proteção que aumenta a limitação mental, que nos impede de aderirmos plenamente à vida. O medo cria a dor emocional e fere. Além de ser o ímpeto gerador do comportamento de vítima.

Amor

O amor, por outro lado, conecta-nos com nossas emoções de maneira positiva, para que possamos usá-las conforme a intenção. Quando amamos o que nós somos, sentimo-nos fisicamente fortes, autoconfiantes e seguros, e experimentamos uma alegria pessoal que nos permite fluir na corrente da vida. O amor libera nosso coração de maneira que possamos avançar pela vida com ar de graça e autoconfiança e estarmos abertos para receber a afeição de outras pessoas.

O amor é a fonte de todas as emoções positivas: *alegria, êxtase, coragem, aceitação, compaixão, gentileza, devoção, felicidade, contentamento, deleite, gratidão, perdão etc.* Amor e medo não podem ocupar o mesmo espaço no cérebro ou no coração. Então, a certa altura, temos de fazer uma escolha para eleger qual das duas emoções vamos permitir que dirija nossa vida.

Como as emoções afetam a saúde

Como médica intuitiva, sentei-me com centenas de pessoas que estavam lidando com enfermidades que ameaçavam sua vida e que desejavam, mais do que qualquer outra coisa, poder se curar. Embora fizessem tudo que acreditavam que deveriam fazer, não estavam atingindo os resultados desejados porque estavam perdendo uma peça importante do quebra-cabeça. Elas não compreendiam que, na terra das enfermidades, as emoções reinam supremas, elas podem nos deixar tão atemorizados e frágeis emocionalmente que agravam qualquer problema em vez de curá-lo. Essas pessoas não entenderam as consequências do medo e do amor.

Consequências do medo para a saúde

Ninguém está livre do medo, ainda que alguns sejam mais medrosos do que outros. Existem seis medos fundamentais:

1. Sobrevivência
2. Desconhecido
3. Abandono
4. Traição (Deslealdade)
5. Rejeição
6. Morte

Esses medos são a raiz da grande variedade de outras dúvidas que criamos e experimentamos. Eles aparecem em partes específicas da espinha dorsal e afetam certos condutores de nervos do corpo e da medula espinhal. Fisicamente, o medo pode também ser achado no coração, nas suprarrenais, baço e órgãos reprodutores. Psicologicamente, o medo está na origem das fobias, dos vícios, das dependências e comportamentos passivo-agressivo e obsessivo-compulsivo, além de também contribuir para a esquizofrenia paranoica.

A informação mais importante para se guardar sobre essa emoção é que o corpo não pode opor-se a seus efeitos indefinidamente. A mera expectativa do que poderia acontecer é suficiente para acionar os sentimentos físicos do medo. O corpo então se torna instantaneamente debilitado e experimenta aflição emocional e estresse. Se o medo é crônico, ele desgasta a habilidade do corpo de funcionar adequadamente. De repente, cria um estado intenso de reação que pode levar o corpo a um curto-circuito e devastá-lo como uma reação química. Em algum momento da vida teremos de tratar nossos medos, porque, caso contrário, ele irá cobrar um preço muito alto do nosso corpo.

Consequências do amor sobre a saúde

O amor oferece-nos as duas coisas de que mais precisamos quando lidamos com as enfermidades:

1. Estimula o corpo a produzir oxitocina ou ocitocina (a mesma substância química liberada durante a relação sexual), impulsionando a liberação de hormônios saudáveis que sustentam o sistema imunológico e decrescendo o hormônio do estresse, o cortisol.
2. Provê esperança, algo de que precisamos muito quando o medo da enfermidade ocupa nossa mente e nosso corpo.

Fisicamente, o amor é a causa das descargas eletroquímicas que estimulam a liberação de endorfina e neuropeptídeos, dizendo ao corpo que tudo está bem. Quando se trata de curar, o amor é como a dose de um poderosíssimo analgésico. Desacelera a corrente de receptores da dor, o que faz o cérebro parar de fixar-se nela. Esse alívio permite que a mente mude seu foco.

Psicologicamente, a esperança serve de antídoto crucial para o medo e tem tamanha influência na mente e no corpo que as pessoas a utilizam para se curarem de supostas doenças terminais. Esperança é uma emoção ativa, e não passiva como o medo. Apesar de o medo imobilizar o cérebro e criar um caos químico no corpo, a esperança o mobiliza e cria um senso de paz interna.

Mais e mais médicos estão começando a perceber a importância da esperança no processo de cura, especialmente no caso do câncer. Um oncologista com quem trabalho contou-me de uma paciente que estava tendo muitas reações à quimioterapia, a ponto de pensar em interromper o tratamento. Ele pesquisou e encontrou uma nova abordagem holística, que parecia funcionar bem com o câncer de mama e minimizar os efeitos colaterais da quimioterapia. Quando a mulher perguntou que tratamento era esse, ele disse: "Esperança". Isso era tudo o que ela precisava ouvir, pois ela não experimentava essa emoção havia muito tempo.

O médico me contou que essa paciente tomava dezessete medicações diferentes somadas à quimioterapia antes do novo tratamento. Três meses depois, o câncer estava em regressão e ela passou a tomar apenas duas medicações. Quando perguntei o que achava que havia mudado, ele respondeu: "Esperança".

Próximo passo no processo de cura

Entender como e por que as emoções afetam nossa saúde é importante para o processo de cura. Mas há outro aspecto das emoções que devemos levar em consideração: o papel que elas desempenham no desenvolvimento de atitudes, porque elas formam nossas crenças, têm impacto em nosso comportamento, afetam nossa autoimagem, colorem nossa percepção do mundo externo, influenciam como interagimos com outras pessoas, determinam nossa escolha de estilo de vida, administram como percebemos as enfermidades e controlam como as tratamos.

CAPÍTULO 8

Nunca subestime uma atitude

A atitude é um estado crônico de ser. Está mais associadas a padrões de pensamentos que apoiam as emoções do que com as emoções em si mesmas. Ela colore nossa percepção do mundo externo e forma as percepções que temos sobre como nos encaixamos nesse contexto.

Atitudes derivam de nossas reações emocionais e revelam o impacto residual que estas tiveram sobre nós, tanto mental quanto fisicamente. Atitudes são emoções recicladas que continuam a se reciclar até se tornarem tão arraigadas em nosso pensamento, que, finalmente, ditam a maneira como vivemos e no final alteram nosso pensamento. Ao contrário das emoções, porém, as atitudes não criam mudanças químicas instantâneas no corpo. Apenas zelam para que as mudanças provocadas pelas reações emocionais sejam perpetuadas, o que significa que tornam crônicas essas alterações químicas.

No caso da enfermidade, é a reciclagem sem fim das repetições negativas que desgastam a mente e o corpo, drenando a energia vital de que ambos necessitam para funcionar adequadamente. Os efeitos a longo prazo são resultado de crenças distorcidas e da materialização de baixos níveis de apreensão e nervosismo, que aparecem em nossos humores e disposição.

As atitudes resultam de comportamentos aprendidos. São percepções desenvolvidas e baseadas em experiências passadas, são o resultado de nossos condicionamentos e do que vivenciamos durante a infância. Na verdade, a maioria das atitudes que temos e precisamos administrar quando nos tornamos adultos formaram-se durante a infância. O problema com as atitudes é que elas engrandecem nossas primeiras experiências e exageram na carga emocional anexada a elas, a ponto de transformarem-nas em algo maior e mais significativo do que eram quando foram vividas originalmente. Isso acontece quando se transformam em crenças.

As atitudes mais comuns, aquelas que têm impacto negativo sobre nossa saúde física e bem-estar geral são: *atitudes depressivas, melancólicas, ressentidas, hostis, frustrantes, agressivas, desapontadas, irritadas, obsessivas, narcisistas, repreensivas, dentre outras.*

As atitudes mais comuns, aquelas que têm impacto positivo sobre nossa saúde física e bem-estar geral são: *entusiásticas, curiosas, amigáveis, bem-humoradas, esperançosas, felizes, alegres, contentes, tolerantes, apaixonadas, audazes e otimistas.*

Dois tipos de atitudes

Robert Burton escreveu um livro no começo dos anos 1600, intitulado *A anatomia da melancolia*. O livro não foi bem recebido naquela época, nem mesmo a teoria de Burton foi aceita por seus colegas. Ele sugeria que não eram emoções que causavam a enfermidade, mas as atitudes. Burton acreditava que, ao se libertar de uma má atitude, obtinham-se melhorias no funcionamento do corpo e também se tornava possível curar-se dos profundos significados ocultos das enfermidades. Ele dizia que existem apenas dois tipos de atitudes: as que nos fazem felizes e as que nos deixam doentes.

Atitude otimista

Uma atitude otimista nos deixa feliz e mantém intacta por um longo tempo a saúde que desejamos. Pessoas otimistas em geral acreditam que boas coisas acontecerão a elas, ao contrário de coisas ruins. Os otimistas não pensam que a vida é uma loteria; acreditam que realizarão tudo o que desejam. São ativos e usam seu tempo produtivamente, em vez de ficarem sentados, reclamando da vida e de como tudo está errado.

Otimistas subestimam as fraquezas e dirigem o foco com sua força. Eles não aceitam cegamente o que outras pessoas dizem a eles, especialmente em casos de diagnósticos. Eles fazem sua própria pesquisa para achar as respostas. Acreditam que mesmo quando há notícias ruins, há sempre um lado bom e que algo positivo virá com a situação em questão. Pessoas com essa atitude:

- exercitam o controle mental para certificarem-se de que seus pensamentos são positivos;
- têm explicação favorável para as coisas;
- não culpam outros pelo que acontece a elas;
- têm expectativa de que tudo siga seu curso;
- veem-se no controle;
- não possuem uma visão fatalista ou derrotista das coisas;
- participam da vida e procuram viver alegremente;
- exibem autoestima saudável;
- não desistem quando as coisas pioram.

Atitude pessimista

Uma atitude pessimista nos deixa doente. Indivíduos com essa visão de mundo são fáceis de localizar numa multidão. Eles são agitados, agressivos e verbalmente abusivos. Acham que a vida e as pessoas são culpadas por todas as coisas ruins que lhes aconteceram. A atenção dos pessimistas está focada nos problemas e não nas soluções. Se respostas são sugeridas, eles rapidamente dizem que são impraticáveis.

Os pessimistas abrem mão do controle de seu processo de cura para outro. Consequentemente, têm expectativas muito fortes quanto ao que os médicos deveriam fazer e se tornam frustrados e furiosos quando não são correspondidos. Quando diagnosticados, esses indivíduos aceitam o resultado sem dúvidas e acreditam em tudo o que lhes dizem. Avançam em conclusões e vão dramatizar sua enfermidade como meio de ganhar simpatia e atenção.

Pessimistas generalizam em demasia suas enfermidades e permitem que essas desordens se incorporem à sua identidade. Acreditam que jamais poderão fazer qualquer coisa certa, todos estão à solta para persegui-los e nada será favorável a eles. Afinal, por que deveria ser? Não foi no passado, e não será agora. Pessoas com uma atitudes pessimistas:

- só pensam em si mesmas e somente estão interessadas em suas próprias necessidades;
- praticam o pensamento "tudo ou nada";
- rotulam as pessoas e são rápidas em julgar;
- focam no negativo e ignoram o positivo;
- personalizam tudo e focam-se em seus ferimentos emocionais;
- exibem baixa autoestima;
- precipitam-se nas conclusões e têm a mente fechada;
- acham que têm todas as respostas e são rápidos em mostrar quando alguém está errado;
- culpam estranhos, o governo, sua família e a situação global por tudo de ruim que acontece a elas;
- não aceitam a responsabilidade por quem, o que ou como são.

Como as atitudes afetam a saúde

A maneira mais fácil de perceber quais são os tipos de atitude de uma pessoa é olhar para a saúde dela e ver como ela lida com o fato de estar doente. As atitudes nunca mentem, pois são as cargas mais pesadas que nosso corpo pode carregar, porque nos mantém quimicamente fora de equilíbrio e produzem tensão entre a mente, o corpo e a alma. Isso se revela nos músculos, órgãos, glândulas e na energia física, e podem até fazer o sistema imunológico desligar-se, deixando o corpo vulnerável a infecções e doenças crônicas.

Saúde e atitude pessimista

Atitudes pessimistas são como o estresse para o corpo, embora não se aprofundem tanto. Elas apenas nos mantém em constante estado de tumulto, enevoando nosso pensamento e agitando o eu-físico.

A área do corpo mais afetada pela atitude pessimista é o trato gastrintestinal. Os problemas de saúde que daí resultam incluem úlcera gástrica, hérnias de hiato, doença de refluxo gastresofagiano. Sob uma perspectiva psicológica, o pessimismo cria pensamentos amargos, o que produz uma visão cáustica da vida como um todo. No corpo, ele se manifesta por meio da deterioração do revestimento estomacal.

Há outra razão pela qual essa área é mais suscetível aos efeitos da atitude pessimista: está associada aos instintos viscerais, poder pessoal e autoconfiança, todos suscetíveis a essa visão de mundo. Pessoas propensas a problemas gastrointestinais tendem a viver frustrações crônicas e sentir falta de apoio para ajudar a si próprias. Elas têm problemas de confiança e medo de serem traídas, um sentimento comum que dedicam a médicos, prestadores de serviços de saúde e equipes hospitalares. Os pessimistas também sofrem de desordens de ansiedade e depressão pós-guerra. Psicologicamente, eles perderam a autoconfiança.

Saúde e atitude otimista

Já que as atitudes são comportamentos aprendidos, podemos transformar o pessimismo em otimismo, se quisermos. Uma das grandes motivações para ajudar-nos nessa decisão é a descoberta de uma enfermidade.

O câncer é a enfermidade na qual a atitude positiva mais tem influência. Parece que pessoas com esse perfil têm mais chances de se recuperarem. Exibem espírito de luta mais forte, lidam melhor com os efeitos colaterais da quimioterapia, recuperam-se mais depressa, e, no caso do câncer terminal, tem mais chances de sobreviver do que os pessimistas. Oncologistas reconhecem que quando as pessoas acreditam que podem curar-se e mantêm uma atitude positiva, eles se recuperam de verdade.

Os otimistas recusam-se a desistir ou apenas sentar e deixar outra pessoa traçar seu destino. Estão dispostos a tentar diferentes tratamentos e abertos a novas ideias. Investem tempo em pesquisar o câncer e exploram as opções que podem melhorar sua sorte. Recusam-se a deixar a enfermidade colocar limites em suas vidas e não criam sua identidade atrelada a ela.

Estudos mostraram outras áreas em que a atitude otimista é recompensada: o tempo de recuperação pós-cirúrgico e o pós-trauma. Pessoas com atitude positiva imediatamente surgem fazendo planos para quando melhorarem, além de fazer todo dia algo que acelere seu processo de cura.

Há também uma conexão entre otimismo e longevidade. Gente com atitude positiva está mais inclinada a viver uma vida mais saudáveis e a ter mais cuidados com seu corpo. Essas pessoas monitoram seus pensamentos e controlam o estresse, fazendo disso um motivo para tirar um tempo livre todo dia e acalmar seu diálogo mental. Elas se focam na prevenção da doença, e, se ficam indispostas, assumem posturas proativas em vez de ficarem passivas. Raramente são encontradas esquivando-se de como se sentem. Sabem que se não tomarem conta de seu corpo, ele não tomará conta delas. Elas se alimentam corretamente, descansam o quanto é preciso, fazem exercício todos os dias e conseguem tempo para fazer tudo que as deixa felizes. Parece superfácil, não? Tudo o que é preciso é uma atitude positiva.

CAPÍTULO 9

Temas de fundo: os poderosos mensageiros do corpo

Parabéns por se manter no processo e permanecer leal ao seu desejo de compreender por que adoecemos! Este capítulo aborda o mais profundo de todos os fatores ocultos, aquele que tem maior poder sobre o que pensamos, dizemos e fazemos: os temas de fundo. Sua contenção é tão forte que pode até exceder as intenções da alma. Eles revelam as histórias de nossa vida e exercem grande influência sobre nós.

Além dos temas de fundo que criamos para nós mesmos, também herdamos aqueles que vêm de nossos pais, avós, tataravós, os pais deles e assim por diante. Sim, existem temas de fundo que são passados de geração para geração. Entretanto, a maior parte de nós não está consciente disso, pois eles surgem em nosso pensamento e comportamento na tenra idade. Nós só nos tornamos conscientes de que eles existem quando influenciam nossa saúde. Exceto nossos traços de personalidade inerentes, temas de fundo condicionam a maior parte do que falamos, pensamos e sentimos. Mas eles nem sempre estão alinhados com quem realmente somos.

Temas de fundo são o adubo das emoções, crenças e atitudes. Quando eles emergem e revivem velhas feridas emocionais, é difícil entender qual o seu propósito, ainda que tenham muitas funções importantes. Uma delas é formar um projeto mental para que o cérebro possa apressar a conexão de novas experiências com o passado. Outra é ajudar a mente a categorizar o constante fluxo de informação que recebe através dos sentidos físicos. Temas de fundo nos mostram o rumo para navegarmos na rota dos pensamentos que criamos e das experiências que atraímos. Eles nos dizem qual comportamento é aceitável e qual não é e como devemos interagir com as outras pessoas. Eles nos ajudam a nos afastar das experiências e relacionamentos que possam causar-nos dor. E mais importante: eles mostram o que precisamos mudar se quisermos a saúde que desejamos.

Como os temas de fundo se expressam

O tema de fundo é a motivação que guia nosso comportamento. Ele pode ser negativo ou positivo, embora na maioria das vezes lidemos com temas negativos, pois são eles que afetam nossa saúde. Esses temas se expressam através de nossos medos, manifestando-se no modo como interagimos com outras pessoas. Eles também se expressam por meio de sentimentos, emoções, atitudes e crenças, pois essas são as razões por que os criamos.

Como os temas de fundo se desenvolvem

Jamie aprendeu bem cedo na vida que o mundo é um lugar hostil, porque ele cresceu nos guetos. Todas as portas possuíam várias fechaduras, todas as janelas tinham grades para manter os maus elementos do lado de fora. Todas as noites, ele ia para a cama apavorado com os tiros e a gritaria, e rezava para que nada de ruim acontecesse com ele e sua família. Tudo o que Jamie queria era se tornar invisível para que ninguém o visse, não falasse com ele nem o machucasse. Ele só queria evitar um mundo que para ele havia se tornado impiedoso e nada hospitaleiro.

Jamie construiu um tema de fundo que alimentou seus medos com rejeição e enfrentamento, que ele associava com hostilidade. Mesmo depois de adulto, ele jamais se colocou numa posição em que pudesse experimentar antagonismos. Foi rotulado de antissocial porque não interagia com as pessoas, a não ser que fosse absolutamente necessário. Não tentava nada de novo, pois temia que pudesse decepcionar as pessoas e receava que elas fossem se zangar com ele. Não participava de nenhum evento esportivo, embora adorasse jogar basquete, só porque o técnico ou os fãs poderiam gritar com ele. Toda a sua percepção da realidade e de si mesmo tornou-se tão distorcida por seu tema de fundo que sua vida e saúde foram afetadas.

Essa foi a razão por que Jamie me procurou. Ele sabia que tinha de fazer algumas mudanças, pois estava doente e cansado de viver com medo. Ele sabia que tudo isso tinha alguma coisa a ver com seu problema crônico de estômago e especificamente, com a síndrome do intestino irritável. Confirmei suas suspeitas quando lhe contei que a região estomacal está associada aos nossos centros de poder pessoal e de como seguramos ali o medo da rejeição, da traição e do futuro, assim como também no meio das costas. Deixei-o ciente de que a síndrome do intestino irritável era resultado de ressentimento, decepção e raiva dirigida a nós mesmos. E, delicadamente, mostrei-lhe que sua percepção de que o mundo era hostil estava literalmente corroendo-o por dentro.

Muitos meses mais tarde, Jamie retornou em consulta e me contou que seus problemas de estômago tinham acabado. Quando perguntei o que havia feito, ele me disse que a partir do que eu lhe dissera em consulta, ele procurou um psicoterapeuta para aprender como mudar seu comportamento e livrar-se dos medos que o estavam devastando. Decidiu voltar ao jogo da vida e permanecer no controle – em vez de deixar a vida controlá-lo.

Para ajudar-nos a entender como os temas de fundo se desenvolvem, a seguir estão alguns exemplos, começando com o de Jamie. Também incluí sugestões de como mudá-los.

Experiência: interação com outras pessoas.

Sentimento: vivo numa parte insegura da cidade.

Emoção: é um ambiente hostil.

Atitude: se meu ambiente é hostil, então o mundo também deve ser hostil.

Crença: não estou seguro em lugar nenhum, em nenhuma situação, muito menos ao redor das pessoas.

Tema de fundo: vou evitar toda situação em que possa haver conflito.

Mudando o tema de fundo: no caso de Jamie, ele preferiu procurar a ajuda de um profissional especializado em saúde mental, pois sabia que empreender as mudanças necessárias sozinho seria muito difícil.

Experiência: relação com a mãe.

Sentimento: minha mãe me evita quando não faço o que ela quer e quando não me comporto; ela diz que não me ama.

Emoção: o desprezo dela fere meus sentimentos e me deixa triste.

Atitude: sou uma pessoa má; portanto, ninguém me ama.

Crença: não mereço que ninguém me ame.

Tema de fundo: sou uma vítima.

Mudando o tema de fundo: nessa situação, deve-se começar por eliminar essa conversa íntima negativa. Em seguida, mudar a atitude para "*eu sou bom, carinhoso e uma pessoa amável.* Usar isso como uma afirmação a ser dita toda vez que sentir a personalidade de vítima submergir. É preciso descobrir em seu corpo onde você prende essa atitude negativa e então irradiar amor para essa área, visualizando a carga negativa se dissipar. Você certamente irá sentir uma diferença nessa área do corpo.

Experiência: local de trabalho.

Sentimento: pensar no trabalho me deixa ansioso porque talvez eu não seja hábil o suficiente para satisfazer todas as expectativas.

Emoção: medo – medo de ser despedido.

Atitude: a quem estou enganando?

Crença: a comida acaba com o medo e me faz sentir seguro.

Tema de fundo: como para me sentir seguro.

Mudando o tema de fundo: nessa situação, deve-se começar mudando a crença de que a comida acaba com o medo. É necessário fazer alguns cursos para desenvolver as habilidades necessárias e focar a mente em algo que não seja comida. É preciso começar uma rígida dieta alimentar, incluindo refeições leves, e comer apenas nessas horas. Sentir-se seguro tem a ver com estar no controle da própria vida, ambiente e corpo.

Experiência: as pessoas me ignoram.

Sentimento: quando estou falando com os outros, eles se afastam – especialmente quando estou discutindo algo sério.

Emoção: tenho medo das consequências do que digo.

Atitude: se estou quieto, ninguém vai se chatear comigo ou achar que sou estúpido.

Crença: os outros não querem escutar o que tenho a dizer.

Tema de fundo: não tenho voz; sou silencioso.

Mudando o tema de fundo: nesta situação, comece por alterar a carga emocional negativa com relação à expressão da sua personalidade. Procure uma organização que possa lhe ensinar a utilizar sua voz de maneira eficaz, para que as pessoas se interessem pelo que você tem a dizer. Isso irá fortalecer sua autoconfiança para falar alto e com boa voz. Ou você pode ainda dizer a alguém que se afasta enquanto você fala como essa atitude dela machuca seus sentimentos. Estabeleça algumas fronteiras saudáveis para o que é comportamento aceitável e o que não é, e, então, dê voz a ele.

Como os temas de fundo afetam a saúde

Temas de fundo são como vírus. Uma vez que entram na mente e no corpo, é difícil nos livrarmos deles. Eles podem permanecer ocultos e em repouso lá, até que o ambiente certo os traga de volta ao ataque. Essa é uma ótima metáfora para tentar entender como os temas de fundo funcionam e como contribuem para a formação de uma enfermidade. Assim como os vírus, eles não são organismos vivos. São apenas memórias distorcidas, então, elas se apoiam em um anfitrião – emoções – para mantê-los vivos. Uma vez que têm esse apoio, alimentam-se até que se apoderam de nosso comportamento. Ao mesmo tempo em que alteram a maneira como agimos, encontram emoções similares e adicionais que vão alimentá-los para que possam se multiplicar até que a mente esteja oprimida e o corpo adoeça. Tanto os vírus como os temas de fundo enfraquecem o sistema imunológico, com o primeiro fazendo o sistema se desligar e o segundo nos colocando contra nós mesmos. O resultado final é o mesmo, já que ambos diminuem nossa qualidade de vida.

O problema dos temas de fundo negativos é sua natureza insidiosa e seu poder para provocar ansiedade, como se estivéssemos sempre esperando a próxima grande coisa ruim acontecer. Isso alimenta o corpo com uma infindável corrente de hormônios do estresse que, finalmente, enfraquecem defesas contra doenças infecciosas, como gripes e resfriados e vários vírus de herpes. Outro problema com os temas de fundo é a sua natureza repetitiva e a carga emocional forte. Eles tendem a enfraquecer a parte parassimpática do sistema nervoso, que é responsável por acalmar o corpo em situações de emergência.

Compreender o que está por trás das enfermidades

Os quadros a seguir fornecem um panorama geral dos fatores psicológicos das enfermidades. Individualmente, eles mostram o impacto que esses fatores têm sobre nosso pensamento e como afetam o corpo. Coletivamente, eles revelam a progressão de cada um fortalecendo os outros e como são todos responsáveis pelos temas de fundo que influenciam nosso comportamento.

SENTIMENTOS

Não contribuem para a enfermidade

- Fornecem dados sem julgamento emocional;
- são a fonte do *input*, tanto externo quanto interno;
- apoiam-se nos sentidos físicos e intuições para se informar;
- ajudam-nos a compreender os significados de nossas experiências;
- possibilitam *insights* sobre onde estamos mentalmente;
- dão assistência ao cérebro na filtragem dos dados que recebe;
- oferecem perspectivas diferentes a situações e experiências;
- revelam padrões repetitivos de pensamento;
- dão assistência à mente na coleta de dados;
- criam consciência;
- não têm efeitos físicos.

EMOÇÕES

Contribuem para intranquilizar o corpo energético e enfraquecer o sistema imunológico

- Fornecem informação com julgamento anexado – bom ou mau, certo ou errado;
- apoiam-se nos cinco sentidos para orientar-se sobre como reagir;
- revelam como as experiências estão nos afetando internamente;
- possibilitam *insights* sobre a qualidade de um pensamento;
- alertam-nos para um compromisso;
- dão assistência ao cérebro no processo de associação e conexão;
- mudam instantaneamente a fisiologia do corpo;
- promovem a liberação de endorfinas com a ocorrência de reações positivas e a liberação de hormônios do estresse com a ocorrência de reações negativas;
- sustentam os padrões repetitivos de comportamento;
- afetam-nos física e psicologicamente.

ATITUDES

Afetam o estado emocional

- São resultantes de comportamento aprendido;
- alteram nossa visão geral da vida;
- refletem condicionamentos e pressão social;
- criam padrões redundantes de reações emocionais;
- estão focadas para o exterior, voltadas para as experiências e outras pessoas;
- têm impacto em nossa autoconfiança e percepção;
- atitudes pessimistas:
  – são pensamentos que refletem feridas emocionais;
  – formam as emoções suprimidas;
  – criam apreensão, aborrecimentos e nervosismo;
- atitudes otimistas:
  – colaboram no processo de cura;
  – inspiram e estimulam esperança;
  – criam um espírito de guerreiro;
- afetam-nos psicologicamente.

CRENÇAS

Afetam o estado mental

- São formadas de pensamentos, emoções e atitudes;
- limitam as perspectivas de vida;
- inibem a individualidade;
- criam temas de fundo;
- conduzem a barreiras mentais;
- distorcem memórias;
- formam hábitos e zonas de conforto;
- refletem condicionamentos;
- encorajam a continuidade do que já é testado e verdadeiro;
- são resistentes a mudanças;
- reforçam atitudes;
- criam falsa autopercepção;
- afetam-nos psicologicamente.

TEMAS DE FUNDO

Contribuem para doenças crônicas e fatais

- Apoiam medos e crenças;
- São fonte de informação, externas e internas;
- criam padrões de comportamento fixo;
- alteram nossa visão emocional da vida;
- perpetuam pensamentos limitativos;
- refletem condicionamentos e percepções de outras pessoas;
- afetam a interação com os outros;
- produzem mudanças insidiosas na fisiologia;
- reforçam crenças;
- atraem experiências e indivíduos que apoiam nossas crenças;
- estabelecem falsos valores;
- têm impacto sobre a autoexpressão;
- afetam-nos física, psicológica e espiritualmente.

Curando a psique humana

Se você realmente deseja curar-se, deve se comprometer em permanecer envolvido com o processo de cura, em vez de procurar outra pessoa para fazer isso por você. Precisa compreender como o seu lado psicológico afeta o biológico e dirige-se aos fatores mentais e biográficos, como também aos fatores físicos responsáveis pela formação da enfermidade. Você precisa ir fundo a fim de descobrir emoções, atitudes, crenças e temas de fundo que o estão impedindo de ter a vida e a saúde que deseja. Assim que encontrá-los, você precisa estar disposto a liberá-los. Comece por mudar o que acha que você controla e procure ajuda quando se sentir incapaz de continuar.

PARTE III

Trabalhar o corpo para ter saúde

"Aquele que aconselha um homem doente, cujo modo de vida é prejudicial à saúde, está claramente obrigado antes de tudo a mudar o modo de vida do paciente."
– Platão

"A saúde não é valorizada até a doença chegar."
– Thomas Fuller

"Como qualquer outra experiência importante, na realidade, as enfermidades nos transformam. Como? Bem... Para começar, estamos temporariamente aliviados da pressão de encarar o mundo de frente... Entramos no limiar da introspecção e da autoanálise. Estamos pensando sobriamente, talvez pela primeira vez, sobre nosso passado e futuro... A enfermidade nos dá uma das coisas mais raras do mundo – uma segunda chance, não apenas de saúde, mas da vida em si."
– Louis E. Bisch

CAPÍTULO 10

Como o corpo grita por socorro

Nesta parte do livro começamos a aplicar na prática tudo o que aprendemos sobre os fatores ocultos das enfermidades. Em vez de uma exploração teórica, vamos ligá-los a estruturas e funcionamentos do corpo físico, de maneira a tornar as informações práticas e aplicáveis.

O corpo, além de ser o veículo que a alma usa para encontrar expressão física, é uma máquina de cura autorregulável, muito bem projetada. Foi "desenhada" com toda sorte de equipamentos de diagnose – como hormônios e emoções – para nos informar o que acontece em sua totalidade. Ela também vem equipada com as vantagens do autorreparo – o sistema imunológico, energético e as glândulas endócrinas – que naturalmente a restauram de volta ao funcionamento adequado, desde que nada interfira no processo. Tem dentro de si uma miríade de sistemas de verificação e equilíbrio para anular os efeitos do estresse e da tensão emocional, de maneira que possa permanecer saudável. Ainda assim, isso nem sempre acontece. Por quê? Por que estamos tão ocupados e atarefados, que não paramos para prestar atenção às mensagens. Em vez disso, preferimos ignorar tudo e esperar que se resolva por si só – ou até melhor, que tudo se ajude sozinho.

Somado a todas as outras vantagens do corpo humano, ele é também um sistema de comunicação altamente sofisticado, que transmite e recebe um fluxo constante de informação através da conexão mente-corpo. Essa troca é tanto energética quanto eletroquímica e circula até o receptor do sistema nervoso central, considerado pelos metafísicos como a linha vital entre a mente, o corpo e a alma.

Quando o corpo envia mensagens, está pedindo ajuda. Está tentando chamar nossa atenção para o fato de que algo externo ou interno está afetando seu funcionamento, e se isso não mudar, pode potencialmente causar danos. Está nos pedindo para resolvermos o problema, acertá-lo ou eliminá-lo imediatamente. Uma vez que os pensamentos são a raiz de tudo o que fazemos, é fácil notar como o pensamento negativo ao longo do tempo desgasta o corpo, deixando-nos assim suscetíveis ao surgimento da enfermidade.

O corpo sabe quando nossa saúde está indo na direção de uma desordem séria ou crônica, e isso muito antes de a mente tomar conhecimento, pois é seu trabalho evitar isso. Quando o corpo experimenta as primeiras indicações de que algo está errado, quando aparece algo como uma pré-enfermidade no corpo energético, ele inicia o processo de alerta da mente. Contudo, nesse ponto não há razão para fazer o cérebro reagir com exagero e inundar-se com pensamentos medonhos e intensos que iriam imobilizar sua habilidade de entrar em ação. Então, o corpo manda diferentes mensagens para indicar o grau de mau funcionamento e urgência necessária para lidar com o problema. Se aprendermos a decifrar as diferentes mensagens, veremos que elas não apenas nos dizem onde está o problema na estrutura física, como também revelam os fatores psicológicos ocultos responsáveis pelo problema e até nos informam o que devemos fazer para restaurar a boa saúde da mente e do corpo.

Mensagens físicas

Quando o problema afeta o estado físico, o corpo usa sintomas para nos guiar para o que ele precisa. Um exemplo disso é a enxaqueca. Como ela certamente produz um agudo desconforto na cabeça e afeta a sensibilidade dos olhos, pareceria lógico para um médico examinar o cérebro e certificar-se de que não há nada sério ou errado neurologicamente, como um tumor, por exemplo. Mas, se olharmos para alguns dos outros sintomas da enxaqueca, veremos que também são acompanhados de náusea. Usando as mensagens do corpo, descobrimos que ele está tentando dizer que os problemas no estômago estão afetando o cérebro e impedindo-o de funcionar de modo efetivo. Está nos alertando do desequilíbrio químico, talvez com alteração do pH ou dos hormônios do estresse, algo que compromete o sistema vascular. Está revelando que a habilidade do cérebro de pensar claramente está afetada, e isso o deixa incapaz de identificar e resolver o problema. O corpo e a mente estão fixados na cabeça, onde se encontram muitos dos sintomas, mas a causa de origem está no estômago e no plexo solar. Outras mensagens físicas que o corpo envia podem tomar a forma de fadiga, tensão muscular, dores de cabeça causadas por estresse, dores diversas e mal-estares, síndromes, desordens crônicas e doenças fatais.

Mensagens psicológicas

Quando os estados mentais e emocionais estão afetando o físico, o corpo usa metáforas, simbolismos e sonhos para nos alertar de que algo oferece perigo psicológico, o que está atrapalhando o funcionamento de órgãos específicos como o coração, o fígado, os rins ou o trato digestivo.

Mensagens metafóricas criam imagens na mente para ajudar no processo da associação e conexão. Um exemplo desse tipo de mensagem podia ser aquela de nós ainda crianças, tristes por termos sido repreendidos por algo errado que fizemos. Nesse caso, elas estão nos dizendo que há emoções, crenças e talvez temas de fundo que estão enterrados profundamente naquela memória – e esses fatores estão tendo um impacto em nossa saúde. As imagens combinadas com as cargas emocionais estão nos fazendo reviver o que sentíamos. Estão nos lembrando de que não somos mais crianças e que podemos nos livrar dessas reações. Isso evitará que continuem a comprometer o corpo.

Revivendo a memória, somos capazes de identificar aí que a carga emocional é a tristeza, a qual podemos sentir em partes específicas do corpo. "Coração partido" é a metáfora para infarto do miocárdio ou ataque do coração, a tristeza está energeticamente armazenada no ventrículo esquerdo, onde acontece o ataque.

No caso de mensagens simbólicas, vemo-nos experimentando alguma coisa externa, e ainda assim conectando-nos e nos relacionando com ela internamente.

Mensagens de sonhos também revelam os significados ocultos por trás de nossas enfermidades, sem termos de envolver a mente consciente, que é notória por criar pensamentos medonhos que compõem os efeitos físicos. No estágio do sonho, não existem emoções como aborrecimentos; há apenas informação. Um exemplo de como funcionam as mensagens dos sonhos pode ser visto no caso de uma mulher com um caroço no seio. Quando é descoberto, a mente consciente se fixa no caroço em si e preocupa-se com a seguinte questão: é benigno ou maligno? Quanto mais a mulher espera pela resposta, mais intenso se torna o medo, até que mente e corpo fiquem exaustos e nenhum dos dois funcione corretamente.

Depois, em um sonho, ele vê que o caroço não é cancerígeno, mas um cisto sinovial. Está demonstrado como armazenar raiva e decepção forma esse pequeno depósito tóxico no local, prendendo essas emoções na área do seio. Nessa situação, ela acorda na manhã seguinte e descobre que o medo que envolve o caroço foi embora de repente e sua mente não se preocupa mais com sua presença. Mais tarde, se o diagnóstico confirmar o sonho, a mente consciente está pronta para deixar essas emoções ir embora, pois reconhece que são prejudiciais.

Os princípios básicos do corpo humano

A maioria de nós tem uma curiosidade natural sobre nosso corpo e está interessada em aprender mais a respeito de como ele funciona, por que adoece e o que pode ser feito para auxiliá-lo no processo de cura.

Conhecer os princípios básicos de como nosso corpo é formado: sua *anatomia*, e como funciona; sua *fisiologia,* é a melhor maneira para começar. Aprendendo sobre esses elementos, como também sobre a *homeostasia*, ganhamos mais compreensão sobre como os órgãos, glândulas e todos os sistemas são completamente independentes, não apenas para seu funcionamento adequado, mas também para a sobrevivência do corpo. Começaremos a compreender como nossos pensamentos, emoções, atitudes, crenças e temas de fundo afetam diferentes partes do corpo e por que podem ser tão destrutivos para o nosso bem-estar. E entenderemos quão importante é o fato de que tudo funcione.

Quando o corpo trabalha em homeostasia, todos os órgãos, glândulas e sistemas interagem eficientemente, mantendo as necessidades do ambiente interno. Quando, porém, as necessidades do corpo não são satisfeitas e ele é submetido a acessos de estresse ou tensões emocionais, então o funcionamento interno ultrapassa as margens de mudança e a *homeostasia* fica comprometida.

E assim as partes perdem sua habilidade de comunicar-se efetivamente umas com as outras. O resultado toma a forma de mensagens de dores e indisposições, tensão muscular, desconforto, estresse, agonia emocional e finalmente de enfermidades.

Como uma preparação para o aprendizado do lugar onde as emoções, atitudes, medos e temas de fundo estão mapeados no corpo, vamos olhar a estrutura física mais de perto e como cada parte funciona.

– **Células:** são o produto da combinação de moléculas específicas. Uma das menores unidades de todos os seres vivos, elas não apenas têm suas próprias funções individuais, como também são componentes integrais do funcionamento de cada parte do corpo humano. As células estão onde nós energeticamente armazenamos as memórias da alma, recordações com cargas emocionais e temas de fundo relacionados com eventos da vida, nossas experiência e situações vividas.

– **Tecido**: consiste de grupos de células similares que dividem uma função comum. Há quatro grupos principais de tecido: epitelial, conectivo, nervoso e muscular. Quando combinados, eles formam o tecido do corpo.

- *Tecido epitelial* é o forro, a cobertura do tecido glandular do corpo. Ele não tem seu próprio suprimento de sangue e para isso depende do tecido conectivo, de onde também recebe oxigênio. *Este é um dos locais onde armazenamos emoções, especificamente medo.*

- *Tecido conectivo* (ou *conjuntivo*) une as partes do corpo. É encontrado em todo corpo. Subdivide-se em duas categorias:
    1. Rígido: ossos, cartilagem e tecido conectivo denso (tendões, ligamentos e a camada mais interna de pele);
    2. Macio: tecido conjuntivo frouxo e sangue.

    Este é um dos locais onde armazenamos crenças. Esse tecido serve de conexão entre crenças, temas de fundo e comportamento.

- *Tecido nervoso* recebe e conduz impulsos eletroquímicos de uma parte a outra do corpo. É matéria curativa de feridas porque estimula o processo inflamatório do corpo e as reações do sistema imunológico.

Também trabalha com outros tecidos para auxiliar o processo de cura. *Este é um dos locais onde nós energeticamente armazenamos temas de fundo.*

- *Tecido muscular* é altamente especializado em esticar-se e contrair-se, produz movimento. Seus diferentes tipos incluem os tecidos do esqueleto, o cardíaco e o liso. O tecido do esqueleto ou ósseo envolve os ossos e a pele para criar movimento e tem controle voluntário. O tecido muscular liso é encontrado nas paredes do estômago, vesícula, útero e vasos sanguíneos. É controlado involuntariamente. *Este é um dos locais onde armazenamos emoções.*

– **Órgãos:** são compostos de dois ou mais tipos de tecido, sendo que cada um desempenha uma função específica, que é tanto independente quando interdependente de outros órgãos. Nesse nível, funções extremamente complexas tornam-se possíveis. Por exemplo, o intestino delgado é responsável pela digestão e absorção de alimentos e é composto de quatro tecidos diferentes. Cada órgão tem um trabalho para fazer e todos eles trabalhando unidos ajudam a manter a homeostasia do corpo. *Este é um dos locais onde armazenamos emoções e atitudes.*

– **Glândulas:** consistem de uma ou mais células que fazem e secretam um produto particular chamado hormônio. Há dois tipos de glândulas:

- *Exócrinas*: elas têm dutos através dos quais lançam secreções na superfície do tecido epitelial. Elas incluem glândulas de suor (sudoríparas), as glândulas de óleo, os rins e o pâncreas. *Este é um dos locais onde armazenamos emoções.*
- *Endócrinas*: há sete glândulas endócrinas sem dutos no corpo: pineal, pituitária, tireoide, timo, suprarrenal, pâncreas e órgãos reprodutivos (ovários e testículos). Há ainda uma oitava glândula, o baço, onde os metafísicos acreditam que toda a raiva é *energeticamente* armazenada. *Este é um dos locais onde armazenamos emoções e atitudes.*

– **Sistemas:** são grupos de órgãos que cooperam para realizar um propósito comum. Torna possível ao corpo funcionar de maneira sincronizada. Um sistema revela a fisiologia do corpo, ou seja, como ele funciona. Estes são os principais sistemas no corpo:

- S*istema tegumentar* corresponde à pele, que impermeabiliza o corpo e recheia e protege os tecidos mais profundos dos ferimentos. Ele secreta sais e ureia na transpiração e ajuda a regular a temperatura do corpo. Receptores de temperatura, de pressão e dor alertam-nos para o que acontece externamente. O sistema contém os poros neuro-hormonais, que recebem informação carregada de energia externa; também faz parte do sistema vascular independente. *É através da pele que as emoções, pensamentos e atitudes são recebidas externamente antes de serem transmitidas ao sistema nervoso para distribuição.*
- O s*istema* do *esqueleto humano* consiste de ossos, cartilagem, ligamentos e juntas. Sustenta o corpo e fornece a armação que os músculos do esqueleto podem usar para se movimentar. Também protegem o suporte dos órgãos. *Este sistema armazena crenças, medos e temas de fundo.*
- O *sistema muscular* tem apenas a função de facilitar os movimentos. Estes músculos diferem dos do coração, que são cardíacos, e de outros órgãos ocos, cuja intenção é movimentar fluídos. *Este sistema armazena emoções.*
- O *sistema nervoso* é o principal sistema de controle e o de atuação mais rápida do corpo. Consiste de cérebro, medula espinhal, nervos, meridianos, receptores sensoriais, cinco sentidos físicos e poros neuro-hormonais na pele. Responde às mudanças externas e internas, ativando apropriadamente os troncos de músculos nervosos, órgãos e glândulas. Inclui ainda os sistemas nervoso central, autônomo e autônomo-vascular, e o sensorial. *Este sistema armazena temas de fundo.*
- O *sistema endócrino*, como o sistema nervoso, controla as atividades do corpo, mas age mais vagarosamente. Ele secreta hormônios que regulam processos como crescimento, reprodução e metabolismo.

Inclui as glândulas pineal, pituitária, tireoide, timo, suprarrenal, pâncreas, os ovários nas mulheres e os testículos nos homens. As glândulas desse sistema não são conectadas anatomicamente da mesma maneira que as partes de outros sistemas de órgãos. São controlados pelas secreções e não por impulsos eletroquímicos. *Este sistema armazena emoções.*

- O *sistema cardiovascular* consiste do coração, artérias, veias e vasos sanguíneos. É responsável por transportar sangue rico em oxigênio, nutrientes, hormônios e outras substâncias para todas as partes do corpo. Também remove dejetos como dióxido de carbono, toxinas, bactérias e células mortas ou cancerígenas. *Este sistema armazena emoções e atitudes.*
- O *sistema linfático* auxilia o sistema cardiovascular a remover dejetos indesejáveis e a proteger o corpo de intrusos potencialmente perigosos. Consiste dos vasos linfáticos, nós linfáticos ou gânglios linfáticos, do baço e amígdalas, e é crucial nas reações imunológicas. É responsável por devolver fluídos vazados do sangue para dentro dos vasos, de forma que o sangue possa manter-se continuamente circulando pelo corpo. *Este sistema armazena atitudes. A imunidade ou sua falta no corpo é antes de tudo dependente tanto da visão pessimista quanto otimista da vida.*
- O *sistema respiratório* certifica-se de que o corpo esteja continuamente recebendo oxigênio, enquanto ao mesmo tempo remove o dióxido de carbono. Consiste das fossas nasais, faringe, laringe, traqueia, brônquios e pulmões. *Este sistema armazena emoções, atitude e temas de fundo.*
- O *sistema digestivo* é basicamente um tubo, que se estende da boca ao ânus. Seu papel é decompor alimento e entregar seus derivados ao sangue, para ser assimilado pelas células. Seus componentes incluem boca, esôfago, estômago, intestinos delgado e grosso e reto. O rim e o baço biliar também são considerados parte do sistema. Embora seja também parte do sistema endócrino, o pâncreas entrega as enzimas

digestivas para o intestino delgado. *Este sistema armazena emoções, crenças e temas de fundo.*

- O *sistema urinário* produz dejetos e os remove do corpo, através do fígado, uretra, uréter e baço. Outra função importante é manter o equilíbrio da água do corpo e do sal e regular o equilíbrio do ácido-base do sangue.
- O *sistema reprodutor* consiste dos ovários, nas mulheres, e dos testículos, nos homens. É parte do sistema endócrino. *Este sistema armazena emoções, medo e amor mais especificamente; crenças e temas de fundo. Tem um imenso impacto em nossa autopercepção e interação com outras pessoas.*

O corpo ainda precisa de nossa ajuda

Somadas a todas essas vantagens, como autossupervisão, autorregulagem e a capacidade de "consertar" a si mesmo, o corpo também tem a inata capacidade da autossuficiência, mesmo quando partes suas são removidas ou não funcionam adequadamente.

Com habilidade em se recuperar de derrames, ataques do coração e até mesmo de câncer, o corpo ainda parece não conseguir curar os fatores psicológicos ocultos que vagarosa e insidiosamente devastam-no a ponto de destruí-lo. Precisamos decodificar as mensagens e prestar atenção onde experimentamos dor, desconforto e enfermidade.

E o mais importante: nosso corpo ainda necessita de nós para mudar padrões. Tudo o que precisamos saber é onde procurar por eles.

CAPÍTULO 11

Mapear os fatores ocultos das enfermidades no corpo

A abordagem psicoespiritual da cura requer que eliminemos todos os fatores que impedem o corpo de funcionar adequadamente. Isso significa que precisamos remover as atitudes e as emoções presas nos órgãos, glândulas e músculos, além dos medos, crenças e temas de fundo presos na espinha dorsal e no sistema nervoso. Isso seria fácil se soubéssemos onde encontrá-los, não seria? Os gráficos deste capítulo nos ajudarão a fornecer essa informação.

É importante lembrar que a intenção de cada experiência é nos movermos adiante em nossa jornada evolutiva. Tenha em mente que estamos sempre progredindo, mesmo quando pensamos que não. Nunca estamos emperrados, apenas nossos pensamentos ficam bloqueados quando os repetimos em nosso comportamento. A enfermidade é o reflexo de tais pensamentos.

De posse dessa informação, agora você está pronto para começar a aplicá-la no seu processo de cura. Você pode começar por testar o que aprendeu com uma memória sua carregada de pesar, tristeza e ódio – uma recordação infantil, por exemplo, que fez você se sentir desamparado e sofrer com a baixa autoestima. Uma vez que as memórias e as emoções tenham sido identificadas, você estará pronto para mudá-las. Não se preocupe em mudar as atitudes; elas mudarão naturalmente quando você extirpar as emoções que as alimentam. Troque o pesar pelo prazer, a tristeza pela felicidade e o ódio pelo amor.

Por trás dos gráficos

Os gráficos a seguir são resultado de mais de quinze anos de estudos, pesquisas, observação e interação com centenas de pessoas que me procuraram para consultas médicas intuitivas. A informação contida neles, no entanto, não é inclusiva. Eu apenas construí os gráficos de acordo com as expressões emocionais mais fortes, aquelas que pareciam ter maior impacto sobre o funcionamento do corpo. Há numerosas possibilidades, já que foram ouvidas muitas pessoas diferentes. O mesmo se aplica aos temas de fundo e aos medos: apenas mapeei os mais importantes. Lembre-se: a cura só acontece com sua própria ajuda.

Dicas úteis para usar os gráficos

A melhor abordagem para usar as informações a seguir é observá-las. Há muitas maneiras de aplicá-las, você pode começar por identificar os sintomas, conscientizando-se de onde você os experimenta – lembrando que eles não são a origem do problema, mas a expressão agravada que se moveu para outra parte do corpo e finalmente atraiu a atenção da mente.

Segundo, se você adoecer ou experimentar sintomas, é útil lembrar-se dos últimos três dias que antecederam a sensação de que algo estava fora de ordem, porque, em geral, é dentro desse período que seu corpo começa a enviar mensagens de que algo não está certo. O que aconteceu em sua vida nesses dias? Você estava sob pressão ou estresse? Algo deixou você preocupado, como uma discussão ou um fato que causou medo? Preste atenção nas palavras que você usa para descrever sua enfermidade e seus sintomas. Não se aproprie delas nem se identifique com elas, pois as palavras simbolizam o que está acontecendo no corpo. Por exemplo, se você declara que “isso me deixa doente do estômago”, você por acaso tem problemas estomacais? Ou se, de repente, fala: “Estou tão irritando comigo!”, você estaria por acaso passando por um resfriado, tendo erupções de pele, problemas com a vesícula biliar ou um ataque de herpes? As metáforas que usamos para explicar como nos sentimos afetam nosso corpo.

Mapeamento das emoções e das atitudes nos principais órgãos (Vista frontal)

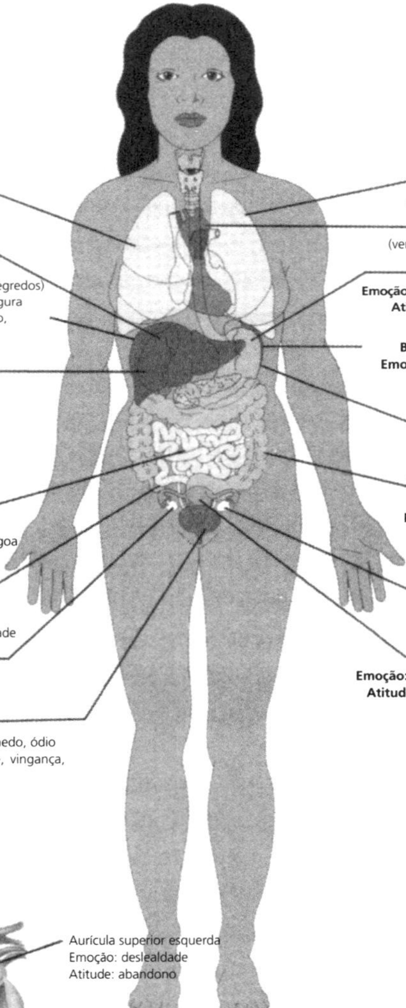

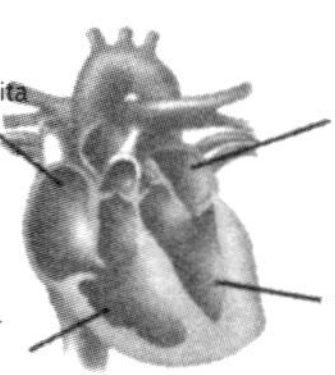

Órgãos	Emoções	Atitudes
1. Pulmões		
(Pulmão direito)	Pesar	Abandono
(Pulmão esquerdo)	Tristeza	Decepção
2. Coração		
(Aurícula superior direita)	Medo	Agressão
(Ventrículo inferior direito)	Raiva	Hostilidade
(Aurícula superior esquerda)	Deslealdade	Abandono
(Ventrículo inferior esquerdo)	Tristeza	Desespero
3. Estômago	Rejeição	Infelicidade
	Medo	Desânimo
	Raiva	Aversão
	Fúria	Temor
	Hostilidade	Descontentamento
4. Vesícula biliar	Mágoa	Infelicidade
(Onde guardamos segredos)	Raiva	Ressentimento
	Fúria	Agressão
	Amargura	Autoabsorção
5. Fígado		
(Quadrante superior direito)	Culpa	Desesperança
(Quadrante inferior direito)	Raiva	Imponderação
(Quadrante inferior esquerdo)	Vergonha	Depressão
(Quadrante inferior direito)	Ressentimento	Apatia
6. Baço	Raiva	Aversão
(Todas as emoções autoinfligidas)	Ódio	Irritabilidade
	Vergonha	Decepção
	Frustração	Paranoia
7. Rins		
(Direito)	Ressentimento	Frustração
(Esquerdo)	Vergonha	Decepção
(Ambos)	Temor	Desespero

Órgãos	Emoções	Atitudes
8. Intestino Grosso	Ansiedade	Indignidade
	Terror	Obsessão
	Ódio	Irritabilidade
	Raiva	Indiferença
9. Intestino delgado	Pesar	Abandono
	Tristeza	Preocupação
	Medo	Vitimização
	Mágoa	Culpa
10. Apêndice	Medo	Vulnerabilidade
	Raiva	Irritabilidade
11. Vesícula	Ansiedade	Preocupação
	Raiva	Hostilidade
	Terror	Vingança
	Medo	Indiferença
	Ódio	Paranoia
12. Útero	Pesar	Hostilidade
	Mágoa	Desamparo
	Raiva	Abandono
	Vergonha	Decepção
	Medo	Tristeza
	Raiva	Desamparo
13. Ovário direito	Rejeição	Ressentimento
(Mãe)	Negação	Culpa
14. Ovário esquerdo	Raiva	Hostilidade
(Pai)	Medo	Preocupação

Mapeamento das emoções e das atitudes nas glândulas endócrinas (Vista frontal)

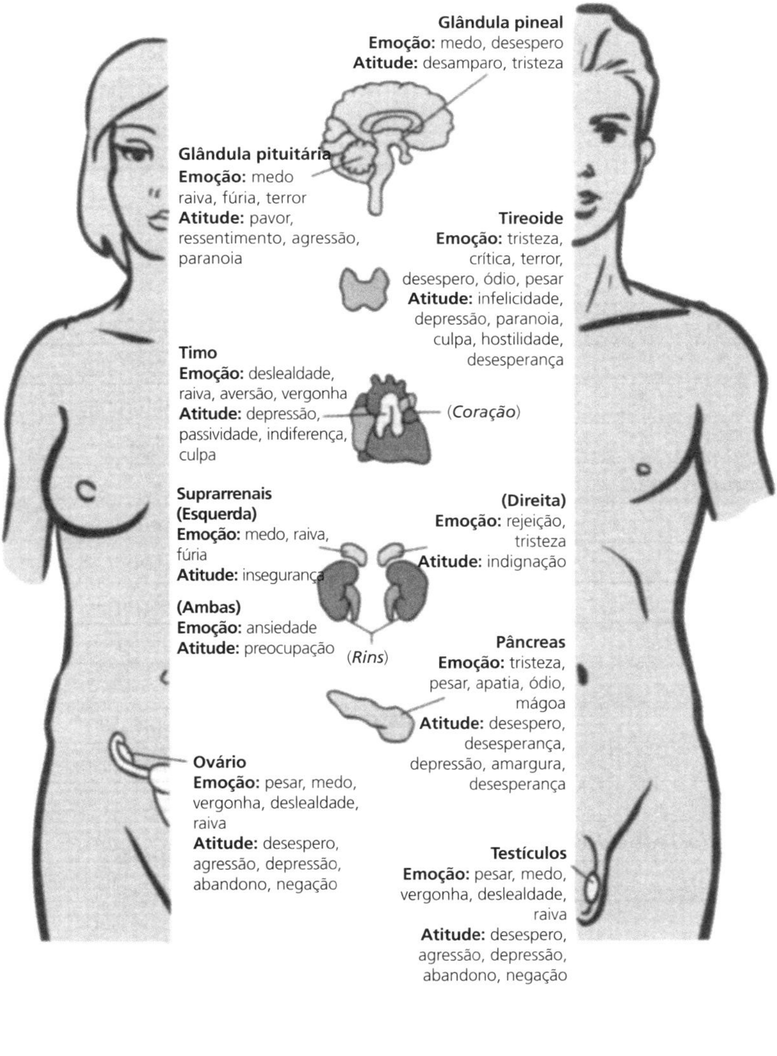

Glândula	Emoção	Atitude
1. Pineal	Medo	Desamparo
	Desespero	Tristeza
2. Pituitária	Medo	Pavor
	Raiva	Ressentimento
	Fúria	Agressão
	Terror	Paranoia
3. Tireoide	Tristeza	Infelicidade
	Crítica	Depressão
	Terror	Paranoia
	Desespero	Culpa
	Ódio	Hostilidade
	Pesar	Desesperança
4. Timo	Deslealdade	Depressão
	Raiva	Passividade
	Aversão	Indiferença
	Vergonha	Culpa
5. Suprarrenais		
(Esquerda)	Medo/Raiva/Fúria	Insegurança
(Direita)	Rejeição/Tristeza	Indignação
(Ambas)	Ansiedade	Preocupação
6. Pâncreas	Tristeza	Desespero
	Pesar	Desesperança
	Apatia	Depressão
	Ódio	Amargura
	Mágoa	Desesperança
7. Ovário/Testículos	Pesar	Desespero
	Medo	Agressão
	Vergonha	Depressão
	Deslealdade	Abandono
	Raiva	Negação

Mapeamento das emoções nos músculos das costas (Vista posterior)

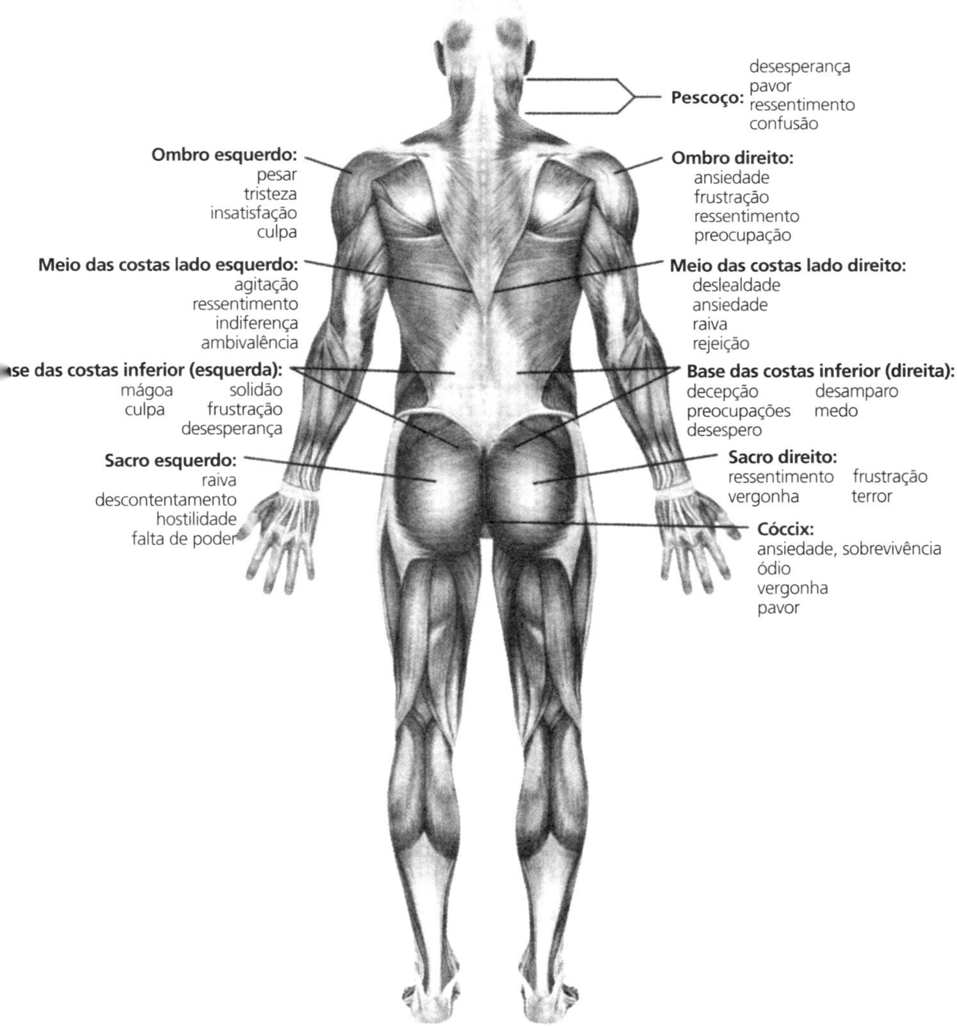

Área	Centro	Lado direito	Lado esquerdo
Pescoço	Desesperança		
	Pavor		
	Ressentimento		
	Confusão		
Ombros		Ansiedade	Pesar
		Frustração	Tristeza
		Ressentimento	Insatisfação
		Preocupação	Culpa
Meio das costas		Deslealdade	Agitação
		Ansiedade	Ressentimento
		Raiva	Indiferença
		Rejeição	Ambivalência
Base (parte inferior)		Decepção	Mágoa
		Desamparo	Desespero
		Preocupação	Culpa
		Medo	Frustração
		Desespero	Solidão
Osso sacro		Ressentimento	Raiva
		Frustração	Descontentamento
		Vergonha	Hostilidade
		Terror	(Impotência)
Cóccix	Ansiedade/ Sobrevivência		
(Osso sacro)	Ódio		
	Vergonha		
	Pavor		

A espinha, linha vital da alma, do corpo e da mente

Os metafísicos antigos diagnosticavam e tratavam as enfermidade de maneira muito diferente. Em vez de utilizarem os sintomas e seus indícios como é praxe hoje em dia, eles primeiro identificavam o estado mental da pessoa para escolher o tratamento.

Também tinham uma abordagem diferente para fazer a diagnose, buscando a origem da enfermidade. Considerando que a medicina hoje examina os órgãos e as glândulas e seu respectivo funcionamento, eles examinavam a espinha dorsal. Eles a consideravam a linha vital da alma, do corpo e da mente e acreditavam que a enfermidade era o resultado de alguma forma de desconexão nos troncos de nervos cervicais ou alguma restrição na corrente do líquido raquidiano. Eles pensavam que a espinha dorsal não apenas revelava onde a desconexão ocorria, mas também mostraria suas causas ocultas.

A espinha dorsal

A espinha é uma coluna flexível que contém trinta e três vértebras que formam o tronco que une a cabeça ao corpo. Os metafísicos associavam o tronco humano com a Árvore da Vida, cuja representação indicava como a alma, a mente e o corpo são unos e como todos interagem, tornando possível para os homens comunicarem-se entre si e evoluírem simultaneamente. Como resultado, sua percepção da enfermidade era de que qualquer dano ao tronco resultaria em dano ao processo de comunicação. Era isso que chamavam de desconexão.

Basicamente, as vértebras são ossos empilhados uns sobre os outros, formando uma escada que é oca por dentro, para assim proteger a medula espinhal e o fluido que por ali circula. Os metafísicos acreditavam que a medula espinhal era a manifestação da alma no corpo físico e que o fluído era a fonte de vida da alma. Ao contrário da medicina chinesa e da medicina contemporânea, que dividem a espinha em cinco grupos, os metafísicos viam seis grupos e acreditavam que dentro deles descobririam os fatores responsáveis pelas enfermidades. Os nomes dos seis foram determinados pela posição que ocupavam no corpo:

1. *Atlas*, a primeira vértebra da espinha cervical;

2. *Cervical*, que são cinco;
3. *Torácica*, que são doze;
4. *Lombar*, que são cinco;
5. *Sacro*, também são cinco;
6. *Cóccix*, que são quatro.

Eles consideravam o cóccix a parte mais rudimentar, porque acreditavam que era a base do corpo físico. Eles também viam a espinha torácica como um tipo de espelho que refletia os pensamentos criados no mundo externo. Em consequência disso, começavam seu diagnóstico por ali, em busca de desconexões. Era uma maneira eficiente de determinar a causa da enfermidade.

O diagnóstico do Mapeamento Ritberger© do corpo e a utilização da espinha dorsal

O meu processo de diagnose utilizando a espinha para descobrir os fatores ocultos por trás das enfermidades envolve alguns dados básicos:

- a natureza do corpo busca sempre o estado de homeostasia e o fará se puder permanecer dentro de suas margens mínimas;
- a causa de uma enfermidade está relacionada com pensamentos, emoções, atitudes, crenças e temas de fundo que permanecem gravados em nossa memória, criando assim comportamentos comprometedores e não naturais;
- existem seis medos, comuns a todas as pessoas:
    1. sobrevivência;
    2. desconhecido;
    3. abandono;
    4. deslealdade;
    5. rejeição;
    6. morte.

Eles estão inter-relacionados e são a origem de todas as aberrações e outros medos:

- os ossos do corpo armazenam crenças e temas de fundo;
- a espinha divide-se em seis agrupamentos e cada um pode ser associado a medos, temas de fundo e crenças básicas.

A seguir, temos um gráfico de mapeamento combinando todos esses fatores para identificar a origem das doenças, sua natureza e os fatores ocultos por trás delas.

Os seis medos primais e sua localização na espinha

Atlas: medo de morrer.

Cervical: medo da rejeição.

Torácica: medo da deslealdade.

Lombar: medo do abandono.

Sacro: medo do desconhecido.

Cóccix: medo em torno da sobrevivência.

Os seis temas de fundo primais e sua localização na espinha

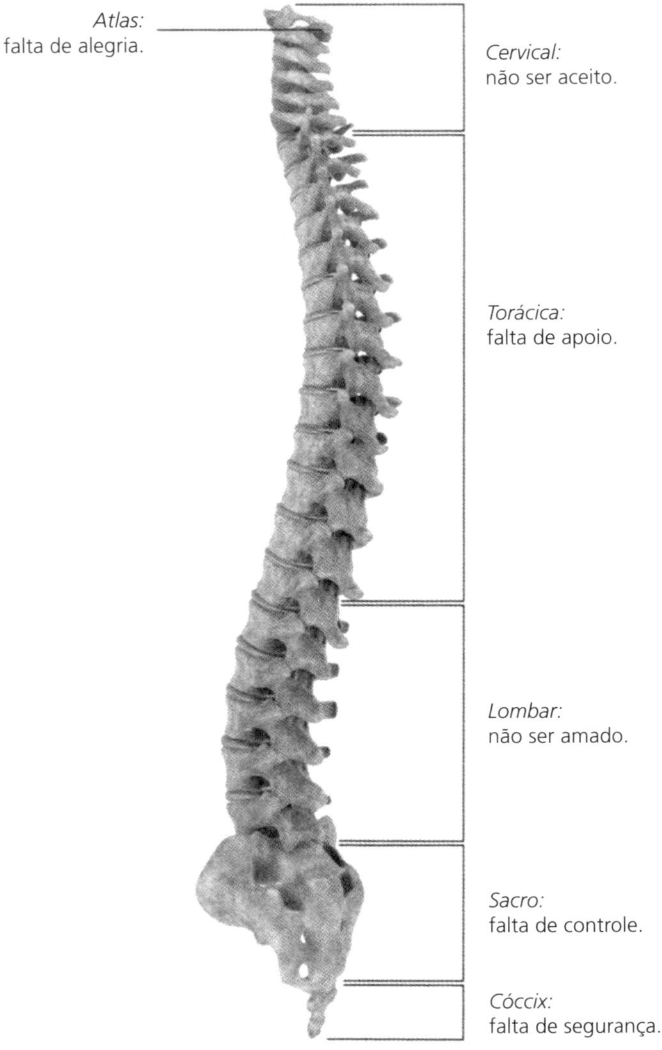

Crenças e sua co-relação com os temas de fundo

Esta lista de crenças não tem intenção de ser exaustiva. É apenas uma amostra de como os temas de fundo sustentam as crenças individuais. Há tantas crenças lá quanto há expressões de emoção e diferentes tipos de pessoas.

Localização	Temas de fundo	Crenças
Atlas	Falta de alegria	A vida é dura.
		A vida é uma luta.
		Odeio minha vida.
		Sinto-me reprimido.
		Estou preso.
		Estou doente de tão cansado.
Cervical	Não aceitação	Não tenho valor.
		Preocupo-me com o que pensam de mim.
		Vou tentar, mas nunca é o suficiente.
		Tudo o que eu queria era que as pessoas me escutassem.
		Não sou como todo mundo.
Torácica	Falta de apoio	Ajudo todo mundo, mas ninguém me ajuda.
		É meu trabalho ser responsável e resolver problemas.
		Se eu não fizer, quem vai fazer?
		Ninguém escuta o que tenho a dizer.
		Passei maus bocados confiando nos outros.

Localização	Temas de fundo	Crenças
		Tento ajudar, mas as pessoas não me valorizam.
		Prefiro ficar só a estar com alguém que não cuida de mim.
		Cansei de fazer tudo sozinho.
Lombar	Não amado	Não sou bom.
		Ninguém me ama.
		Meu destino é ficar só.
		Será que um dia terei um relacionamento?
		Estou emocionalmente ferido.
		Sempre que amo alguém, ele me abandona.
Sacro	Falta de controle	Há tanto para fazer e tão pouco tempo.
		Os outros sempre me dizem o que fazer.
		Nunca chegarei aonde quero.
		Fico ressentido com gente que desperdiça meu tempo.
		Minha vida é cheia de confusões.
		Estou sempre um dia atrasado e um real mais pobre.
Cóccix	Falta de segurança	Acho melhor economizar para um dia de necessidade.
		As únicas coisas com que se pode contar são impostos e morte.
		Algo de ruim sempre acontece.
		Mal consigo cobrir as despesas, mesmo se me esforço.

Crenças e sua relação com os temas de fundo

Atlas
Tema de fundo: falta de alegria
Crenças: a vida é dura;
a vida é luta.

(ver gráfico)

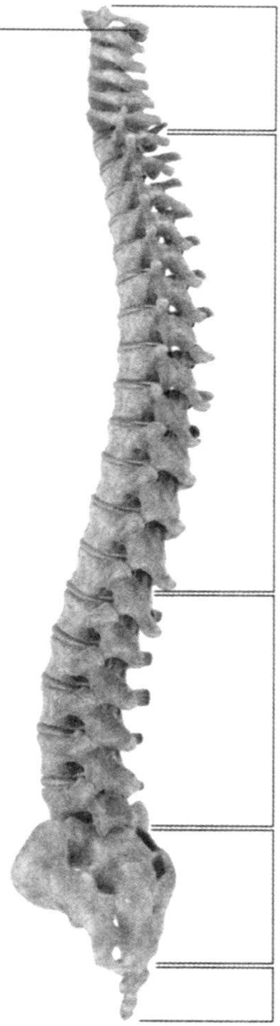

Cervical
Tema de fundo: não ser aceito
Crenças: eu sou mau;
não tenho valor;
preocupo-me com o que os
outros pensam a meu respeito.

(ver gráfico)

Torácica
Tema de fundo: falta de apoio
Crenças: ajudo todo mundo,
mas ninguém me ajuda.

(ver gráfico)

Lombar
Tema de fundo: não ser amado
Crenças: sou inadequado;
não sou bom;
posso amar os outros, mas não
a mim.

(ver gráfico)

Sacro
Tema de fundo: falta de controle
Crença: há tanto para fazer e
tão pouco tempo.

(ver gráfico)

Cóccix
Tema de fundo: insegurança
Crenças: acho melhor economizar
para um dia de necessidade.

(ver gráfico)

Para utilizar o gráfico do mapeamento da espinha

A enfermidade é um processo evolutivo que leva tempo para se desenvolver. Ela tem três fases: o local de origem, o local do sintoma básico e um local secundário do sintoma. Em geral, é raro estarmos conscientes do primeiro, pois as mensagens chegam muito de leve e é difícil nossos sentidos físicos captarem. Em vez disso, emergem energética e emocionalmente.

No local do sintoma básico está o ponto em que nos tornamos conscientes de que há um problema, pois experimentamos desconforto, tensão, dores, aflições que captam nossa atenção. Dependendo do grau de desconforto, a mente irá se fixar nos sintomas ou ignorá-los. Se por alguma razão preferimos ignorar as mensagens – talvez o nível de desconforto não seja severo demais –, o local secundário do sintoma chega ao nosso conhecimento. Contudo, nessa fase, a enfermidade já não é mais um problema menor, e a mente e o corpo estão nos alertando que as coisas progrediram até o ponto de precisarmos agir sobre elas. No momento em que a enfermidade atinge as três fases, o bem-estar geral do corpo já está comprometido e experimentamos o medo.

Cada um desses locais também está associado com os três aspectos de nosso ser: alma, mente e corpo. E cada um deles tem necessidades diferentes para ser reconduzido à boa saúde. O local de origem está associado com a alma, o local do sintoma básico com a mente e o local secundário do sintoma com o corpo. Para que a cura se realize, o local de origem precisa ser identificado e suas necessidades atendidas. Trabalhar com os locais dos sintomas sem primeiro tratar a origem, de onde vieram, é como colocar um *band-aid* num ferimento profundo e grave. Vai ser difícil curar da maneira certa.

Exercício de mapeamento da espinha

A partir dessa informação, vamos usar os gráficos de mapeamento da espinha para nos ajudar a encontrar o local de origem de uma enfermidade.

Vamos usar problemas na parte inferior das costas como exemplo de um local de origem e utilizar o mapeamento da espinha para descobrir significados ocultos atrás da desordem. A espinha lombar é onde você segura o *medo do abandono* e o tema de fundo *não ser amado*. Pergunte a si mesmo: "*Prefiro ficar em um mau relacionamento a não ter nenhum? Tenho medo de que as pessoas me abandonem se descobrirem quem realmente sou? Estou preocupado com o que as pessoas vão pensar ou preocupado se gostam ou não de mim? Sempre me sinto como se tivesse feito algo errado quando alguém se chateia?* Se você respondeu "sim" à maioria das questões, então existe uma grande probabilidade de os fatores por trás da fraqueza, em seu local de origem, serem o *medo do abandono*, e o tema de fundo *não ser amado*.

E agora? Pergunte-se com qual você quer começar a trabalhar – o medo ou o tema de fundo. Quando fizer a escolha, escreva-a. A seguir, faça uma lista de tudo o que você pode mudar para fazê-lo ir embora. Anote algo que você possa fazer nesse exato momento e faça-o. E, então, faça a mesma coisa amanhã e depois de amanhã, pelo menos durante alguns dias seguidos. A seguir, repita o processo, identificando alguma outra coisa que poderá fazer:

Com o que desejo trabalhar? Com o fato de não me sentir amado.

Quais são as coisas que posso mudar? Posso parar de me preocupar com o que as pessoas pensam de mim. Posso ser voluntário e ajudar outras pessoas. Eu posso aprender a me amar. Posso criar um enunciado para repetir para mim cada vez que eu me pegar não gostando de quem eu sou.

O que posso fazer neste exato momento? Criar uma afirmação: *Eu me amo e celebro a pessoa que sou*. Vou repetir isso toda vez que eu estiver descontente comigo ou não gostar do que sou.

Isso não doeu, doeu? A parte verdadeiramente excitante desse processo é que no momento em que você profere essa afirmação, a desconexão energética entre a alma e o corpo vai ser restaurada e a corrente do fluido da espinha desobstruída. Depois do terceiro ou quarto dia, sua mente se autorreorganizará para aceitar essa informação fornecida como verdadeira e começará o processo de libertação de velhos temas de fundo negativos, a serem substituídos por outros novos e positivos.

CAPÍTULO 12

Enfermidades comuns e seus significados ocultos

Existem três necessidades básicas que todos nós possuímos, não importa o sexo, a idade, o condicionamento ou o tipo de personalidade:

1. crescer e nos expressarmos;
2. interagirmos com outras pessoas e sentir-nos amados;
3. sentir-nos seguros e no controle da nossa própria vida.

Sempre que algumas dessas necessidades não são satisfeitas, tanto individual quanto coletivamente, o resultado é a enfermidade. É simples assim. Ao saber que a enfermidade é o resultado de qualquer uma dessas três necessidades não preenchidas fica mais fácil concentrar-nos no que devemos fazer para nos curar. Na verdade, essa informação contém tudo o que está sendo dito neste livro. Como? Em primeiro lugar, resume a enfermidade a três categorias:

1. necessidades da alma: crescer e expressar-se;
2. necessidades do corpo: ligar-se a outras pessoas e ser amado;
3. necessidades da mente: sentir-se seguro e no controle da própria vida.

Segundo, fornece o tão esperado alívio em curto prazo, justo quando a mente está pressionada e com a atenção nos sintomas do corpo.

O que a enfermidade revela

As enfermidades apresentadas neste capítulo focam-se na negatividade das emoções, das atitudes, das crenças e dos temas de fundo. Esses são os fatores psicológicos ocultos na enfermidade, responsáveis pelo não suprimento das três necessidades. Se a positividade tivesse o mesmo peso que a negatividade, nosso bem-estar não estaria assim comprometido.

É importante notar, porém, que há um elemento da enfermidade que eu não havia tratado neste livro: a genética, e como ela aumenta o potencial da enfermidade, especialmente no diabetes, nas desordens da tireoide, nas doenças do coração, nos derrames e no câncer. Ao examinar os fatores da enfermidade, é preciso levar a genética em consideração. Acredito, porém, que ter um histórico de doença familiar não significa necessariamente que você desenvolverá a enfermidade. Com as medidas preventivas – tanto físicas quanto mentais – é possível não passar pelas mesmas indisposições vividas pelos parentes.

As descrições das enfermidades e suas interpretações psicológicas a seguir são *gerais por natureza,* e devem ser consideradas como uma compreensão básica dos significados ocultos por trás das condiçãos a elas associadas. As descrições podem não combinar diretamente com o sintoma ou com uma desordem que você enfrenta. Por isso, mantenha em mente que cada um é um ser único. As descrições não têm intenção de definir por que adoecemos ou nos fazer sentir mal a respeito de nós mesmos. Todos temos disfunções, pois elas são a natureza do condicionamento.

Minha intenção em apresentar esta informação é mudar a percepção da enfermidade e ajudar a abrir as portas da mente para que possamos vislumbrar o que estamos guardando dentro de nossos cofres psicológicos. Mas, uma vez que esses portais estejam abertos, cada um decide o que fazer.

Artrite reumatoide (AR)

Descrição geral: é uma desordem autoimune na qual esse sistema erra na identificação de uma parte do corpo, como o colágeno da membrana conjuntiva de uma junta, e a ataca, como a um inimigo. O colágeno entra em colapso e é substituído por tecido de cicatrização, tornando a junta dura ou congelada. Os principais fatores da AR incluem a genética, infecções virais e bacterianas, alergias alimentares, inflamações crônicas, exaustão suprarrenal e uso prolongado de aspirina ou cortisona.

Implicações psicológicas: o principal fator emocional para a AR é o descontentamento – com a vida, os relacionamentos, o próprio corpo e a saúde. Seus portadores acham a vida difícil e sentem-se devastados pelo conflito entre suas necessidades e as dos outros. Há tendência para comportamentos passivo-agressivos e depressão. Essas pessoas sofrem de ressentimento crônico. Em vez de discutir as questões relativas a essas emoções, elas as enterram, racionalizando ser melhor manter tudo quieto, sem criar problemas.

Emoções associadas: raiva, amargura, ressentimento, culpa, desgosto e ansiedade.

Necessidades por trás da enfermidade: alma – crescer e expressar-se.

O que mudar: atitudes.

Asma

Descrição geral: a asma é uma inflamação dos tubos bronquiais causada pelo alérgeno de cigarros, toxinas químicas, raiva animal, mofo e aditivos na comida. Pode ser ativada por resfriado, gripe, estresse, exaustão suprarrenal, hipoglicemia, hipotireoidismo (tireoide pouco ativa) ou ingestão de elevado teor de sal, e também por alergias alimentícias a trigo, milho e derivados do leite.

Implicações psicológicas: atinge quem tem tendência a se preocupar e a sentir-se ansioso em relação a algo ruim que possa acontecer. Os asmáticos, quando não estão se preocupadas com o futuro, tendem a insistir no passado, relembrando todos os fracassos, os tempos difíceis e os eventos negativos que vivenciaram – o que lhes dão razão de que têm de se preocupar. Tendem a esconder suas emoções e não se dispõem a expressar necessidades. Criam relações de co-dependência e ainda assim se tornam ressentidos e sentem-se reprimidos por seus parceiros. Esperam os outros para tomarem suas decisões, por medo de escolherem errado.

Emoções associadas: pesar, decepção, raiva, culpa e vergonha.

Necessidades por trás da enfermidade: alma – crescer e expressar-se.

O que mudar: atitudes.

Ataque cardíaco

Descrição geral: ocorre quando o fornecimento de sangue é severa e repentinamente restringido ou interrompido, fazendo o coração parar de funcionar. O músculo cardíaco morre por falta de oxigênio se o suprimento não for restaurado rapidamente.

Implicações psicológicas: esses indivíduos vivem em constante ou prolongado estresse e exibem o clássico comportamento tipo A: nervoso, agressivo, exigente e raramente satisfeito. Eles precisam estar no controle tanto de pessoas quanto de seu ambiente. Eles parecem viver em competição com eles mesmos e têm dificuldade em aceitar seus pontos fracos, estabelecendo expectativas irreais e forçando-se a realizar essas metas. São furiosos, ressentidos, hostis, cínicos, polêmicos e rígidos em suas metas e objetivos. Sua percepção é a de que a vida é dura, envolve muito trabalho e manter-se na frente é uma penosa batalha. Experimentam frequentes acessos de tristeza e sentem-se vazios, como se a vida os ignorasse. Sentem-se usados, como se as pessoas se aproveitassem deles.

Emoções associadas: tristeza, raiva, ressentimento, medo, deslealdade, hostilidade e desespero.

Necessidades por trás da enfermidade: alma – crescer e expressar-se.

O que mudar: atitudes.

Câncer

Descrição geral: o câncer é a mutação de uma célula que perdeu os seus mecanismos de controle normais, experimentando dessa forma crescimento desregulado. Pode-se originar em qualquer tecido dentro de um órgão. À medida que as células malformadas crescem desordenadamente, elas formam uma massa de tecido canceroso que invade o tecido adjacente. O câncer pode também enviar metástase a outras partes do corpo. Desenvolve-se com mais facilidade quando o sistema imunológico está funcionando inadequadamente.

Implicações psicológicas: é uma doença sobre a qual a medicina alopata e a comportamental concordam: ambas consideram o câncer uma doença de pessoas que suprimem seus pensamentos e necessidades emocionais, que são inclinados a evitar conflitos a qualquer custo (mesmo à própria custa) e tendem a não fazer exigências, pois não querem ser vistas como uma carga. Quando perguntamos a esses indivíduos por que querem curar-se, uma das respostas mais comuns é que querem estar bem por causa de seus filhos ou de sua esposa. Raramente é por causa deles mesmos. Parece que quando sua vida é ameaçada, eles ainda colocam as necessidades dos outros antes das suas.

Emoções associadas: solidão, desesperança, desamparo, pessimismo, ressentimento e impotência.

Necessidades por trás da enfermidade: mente – sentir-se seguro e no controle da própria vida.

O que mudar: pensamentos.

Candidíase

Descrição geral: a candidíase é uma infecção por fungos da espécie *Candida* ou *Monilia albicans*, que acometem geralmente a comissura labial, a boca, a orofaringe, a vagina. Encontrado no trato intestinal, geralmente vive em equilíbrio saudável com as outras bactérias e germes encontrados no corpo. No entanto, quando o pH (ácido e alcalino) sai do equilíbrio, as condições no trato intestinal mudam e criam o ambiente perfeito para esse fungo se multiplicar rapidamente. Por causa disso, o sistema imunológico é enfraquecido e sua habilidade em manter o equilíbrio fica comprometida, resultando em infecção por germes que pode tornar-se sistêmica por todo o corpo.

Implicações psicológicas: a candidíase reflete a aflição existente em relacionamentos, especialmente com a mãe. Essas pessoas sentem-se sem apoio, nada apreciadas e não amadas. Tornam-se amargas e azedas em sua disposição. São pessimistas e tendem a culpar os outros pelas desgraças de sua vida. Sentem-se desesperançadas, enfastiadas e furiosas consigo e com os outros. Uma vez que o relacionamento com a mãe é tão importante para o desenvolvimento emocional, quando não há uma conexão forte, existem sentimentos intensos de inadequação e uma tendência à dependência em relação à comida, ao consumismo, e, algumas vezes, até ao jogo. Também são mais suscetíveis a ataques de depressão. Há uma tendência a enterrar ferimentos emocionais e a se negarem os prazeres do amor ou de uma relação carinhosa.

Emoções associadas: pesar, tristeza, mágoa, ódio, medo de abandono.

Necessidades por trás da enfermidade: corpo – conectar-se com outras pessoas e sentir-se amado.

O que mudar: padrões.

Ciática

Descrição geral: ciática é uma forma comum de dor na parte inferior das costas, que se irradia ao longo de um dos dois nervos ciáticos, descem pelas coxas e barrigas das pernas até os pés. No tornozelo dividem-se em dois ramos: um segue o interior do pé até o dedão, e o outro corre por fora do pé até o dedo mínimo. A maior parte dos casos de ciática ocorre quando um dos discos espinais incha, rompe, causa hérnia ou torna-se saliente, causando uma pressão dolorosa no nervo ciático. Pode ser também causado por músculos pressionados ou por se permanecer sentado ou encostado em cadeiras por tempo prolongado.

Implicações psicológicas: pessoas com esse problema têm dificuldade em integrar o eu-físico com o espiritual. Consequentemente, sentem-se rasgadas em pedaços e imobilizadas. Fatores significativos da ciática são as brigas com o tempo e o dinheiro e o medo da sobrevivência. Essas pessoas são supercríticas, sobrecarregadas, subjugadas e independentes em demasia. Não pedem por socorro, mas ficam enfastiadas quando ninguém os auxilia. Têm raiva de si mesmas porque estão em uma situação que não podem mudar. E ficam decepcionadas intimamente por não se levantarem e confrontarem-se com a situação.

Emoções associadas: ressentimento, decepção, frustração, raiva, indignação e solidão.

Necessidades por trás da enfermidade: alma – crescer e expressar-se.

O que mudar: atitudes.

Colesterol alto

Descrição geral: colesterol é uma substância relacionada à gordura naturalmente produzida pelo corpo e essencial para o desempenho de funções normais como a criação de novas células, isolamento de nervos e fabricação de hormônios. O fígado é responsável por produzir todo o colesterol de que o corpo necessita. Predisposição genética, metabolismo lento, inflamação crônica e abusos na alimentação obstruem as artérias e contribuem para elevar seus índices. Existem dois tipos de colesterol: a Lipoproteína de Alta Densidade (HDL) ou o colesterol bom e a Lipoproteína de Baixa Densidade (LDL/VLDL) ou o mau colesterol. A LDL é responsável por transportar os triglicerídeos – gordura sanguínea relacionada ao açúcar, que geralmente aparecem na cintura e nos quadris.

Implicações psicológicas: portadores de colesterol alto são furiosos e têm problemas de confiança. Acreditam que as pessoas não se importam com eles, apenas se aproveitam deles. Têm problemas de insegurança com relação a perdas – de dinheiro, trabalho, materiais, objetos e saúde. Apresentam tendência para cinismo, suspeitas, preconceito e paranoia. São críticos e racionais em excesso, irreais em suas expectativas. Tornam-se furiosos, frustrados e entediados quando os outros não escutam suas sugestões ou não fazem o que eles acham que é certo. São nervosos, ambiciosos demais, superindulgentes, sobrecarregados de trabalho e problemas. Raramente estão satisfeitos com o lugar em que estão.

Emoções associadas: culpa, raiva, vergonha e ressentimento.

Necessidades por trás da enfermidade: mente – sentir-se segura e no controle da própria vida.

O que mudar: pensamentos.

Depressão

Descrição geral: a depressão geralmente ocorre quando há uma interrupção no equilíbrio normal da vida, uma perda, um conflito ou trauma. Em vez de ser uma simples enfermidade ou condição, acredita-se que é o resultado de um grupo de desordens de temperamento que ataca com intensidade variada. A causa médica é difícil de detalhar, mas psicologicamente falando, existem pensamentos e emoções específicas previsíveis.

Implicações psicológicas: a percepção do mundo de quem sofre de depressão é de que as pessoas e a vida os decepcionaram e eles não têm ninguém para apoiá-los emocionalmente. Sentem-se sozinhos e abandonados e exibem um comportamento de vítima das circunstâncias. Sentem que não têm controle sobre o que lhes acontece. Abrigam o sentimento de que tudo está contra eles e estar vivo não é tudo de bom como deveria ser.

Emoções associadas: pesar, tristeza, mágoa, desespero, desamparo e desesperança.

Necessidades por trás da enfermidade: corpo – conectar-se a outras pessoas e sentir-se amado.

O que mudar: padrões.

Derrame cerebral

Descrição geral: derrame é o bloqueio do fornecimento de sangue ao cérebro, o que causa a morte das células cerebrais. Seus principais fatores podem ser batimento cardíaco irregular, pressão sanguínea alta, diabetes, colesterol alto, obesidade, tabagismo, ingestão de sal em excesso e estresse. Homens tendem a ser mais suscetíveis a derrames do que as mulheres.

Implicações psicológicas: essas pessoas preocupam-se, irritam-se e têm problemas com a falta de confiança. Tendem a ser agressivas, dominadoras, confrontadoras e rígidas em sua necessidade de controle. Possuem temperamento explosivo e focam-se mais nos problemas do que nas soluções. Ficam frustradas quando as pessoas prometem fazer algo e não cumprem a palavra. Em consequência, têm dificuldade em delegar. Vivem entre altos e baixos emocionais: ou se sentem felicíssimas, ou nas lixeiras da sarjeta. Quando atingem o fundo, são consumidas por pensamentos negativos que obstruem o cérebro e distorcem sua visão de mundo. Acham que tudo é inseguro e se isolam como meio de proteção. Não gostam de lidar com mudanças. Precisam ter poder sobre o ambiente e são agressivas na busca desse controle. São fechadas e sufocam seus sentimentos porque estão preocupadas com sua vulnerabilidade.

Emoções associadas: raiva, fúria, frustração, ressentimento, hostilidade e horror.

Necessidades por trás da enfermidade: mente – sentir-se seguro e no controle da própria vida.

O que mudar: pensamentos.

Diabetes mellitus

Descrição geral: os níveis de glicose (açúcar) no sangue são desordenadamente altos porque o corpo não pode liberar ou utilizar a insulina adequadamente. Existem dois tipos: tipo 1 e tipo 2, este último o mais comum. Pessoas com tipo 1 produzem pouca ou nenhuma insulina. No tipo 2, o pâncreas continua a produzir insulina, mas o corpo desenvolve certa resistência a seus efeitos, resultando em deficiências. Obesidade e predisposição genética aumentam o risco do tipo 2.

Implicações psicológicas: essas pessoas têm a sensação de que a doçura da vida está escapando e a carga que têm de suportar ultrapassa sua habilidade de desfrutá-la. Isso leva essas pessoas a procurar por algo que preencha seu descontentamento. Em muitos casos, a comida é o item mais procurado. E assim, os alimentos que preenchem seus desejos psicológicos não são necessariamente aqueles que dão boa saúde ao corpo. As raízes psicológicas que fundamentam o diabetes estão associadas ao sentimento de falta, ausência – de paixão, amor, felicidade, alegria, abundância, esperança e da habilidade de achar e desfrutar de pequenos prazeres. Esses indivíduos tendem a desejar o que já passou e vivem no passado. Expressam uma profunda insatisfação com a vida. Em muitos casos, acreditam que não merecem a realização de suas necessidades e se sentem indignos dos prazeres que a vida oferece. Sentem-se amargos e infelizes, o que os faz sofrer de baixa autoestima.

Emoções associadas: pesar, tristeza, mágoa, culpa, preocupação e apatia.

Necessidades por trás da enfermidade: alma – crescer e expressar-se; corpo – conectar-se com gente e sentir-se amado.

O que mudar: atitudes e padrões.

Desordens autoimunes

Descrição geral: são acionadas quando os mecanismos do sistema imunológico ficam desequilibrados. Reagem ao tecido do corpo como se fossem alérgenos, tornando o corpo alérgico a si mesmo e fazendo o sistema desligar-se.

Implicações psicológicas: a raiz de qualquer desordem autoimune tende a ser o padrão psicológico de autoexpectativas irreais e raiva autoinfligida. Essa é a espécie de raiva que faz a pessoa ter alergia de si mesma e voltar-se contra si, algo muito parecido com enfermidades que fazem o sistema imunológico atacar ele mesmo. Os indivíduos que têm mais suscetibilidade a essas desordens são aqueles imobilizados pelas incertezas, que parecem nunca conseguir satisfação pessoal e a recompensa que procuram e desejam, que jamais se sentem ajustados socialmente, pessoas que têm medo de falhar, que não confiam em ninguém e são críticos demais com eles mesmos.

Emoções associadas: medo, raiva, ansiedade, frustração e vergonha.

Necessidades por trás da enfermidade: alma – crescer e expressar-se; mente – sentir segurança e o controle da própria vida.

O que mudar: atitudes e pensamentos.

Enxaqueca

Descrição geral: enxaqueca é uma dor de cabeça caracterizada por apresentar latejamento forte, dores aflitivas em um dos lados da cabeça, acompanhadas de vômito, calafrios, fraqueza, distúrbios visuais e tontura. Pode ser de fundo genético ou causado por alergia alimentícia, adoçantes artificiais, desequilíbrio hormonal e deficiência de serotonina.

Implicações psicológicas: pacientes com enxaqueca em geral são ambiciosos e responsáveis em demasia, autocríticos, sensitivos à crítica alheia. Sempre ansiosos, são inclinados a suprimir emoções. É como se fossem panelas com água prestes a ferver, sempre em estado de ebulição. Sentem-se dominados pelas responsabilidades da vida e, às vezes, tudo que querem é dissociar-se de tudo e de todos.

Emoções associadas: raiva, ressentimento, frustração, desdém e desgosto

Necessidades por trás da enfermidade: alma – crescer e expressar-se; mente – sentir-se seguro e no controle da própria vida.

O que mudar: atitudes e pensamentos.

Esclerose múltipla

Descrição geral: é o colapso da bainha de mielina que protege os nervos. Ela vai se inflamando e passa a falhar, causando um curto-circuito na corrente elétrica e inflamação nos nervos. Repetidos acessos dessa irritação produzem esclerose, e, embora o revestimento (bainha) possa restaurar-se normalmente, o dano é muito rápido e o processo de cura não pode ser previsto. É uma doença degenerativa do sistema nervoso central que pode avançar devagar e até sumir por algum tempo para então retornar. É uma desordem autoimune e parece estar ligada aos vírus herpes-zóster e *Epstein-Barr* (mononucleose infecciosa).

Implicações psicológicas: a implicação comum é a inabilidade dos portadores de confiarem em si, em sua intuição, ou no processo da vida – não acreditam que terão o que necessitam para sobreviver. Há tendência a sentirem-se fora de controle, então, tentam programar-se e se planejar em excesso. Eles têm espírito forte, opinião própria e são rígidos com seus pensamentos, acreditando que sempre estão certos e os outros, todos errados. São resistentes a mudanças até compreenderem tudo o que está envolvido e como as alterações irão afetá-los. Exibem comportamento obsessivo-compulsivo.

Emoções associadas: ansiedade, raiva, tristeza, horror, terror, medo do desconhecido, medo quanto à sobrevivência e medo de deslealdade.

Necessidades por trás da enfermidade: mente – sentir-se seguro e no controle da própria vida.

O que mudar: pensamentos

Fibroma

Descrição geral: fibromas são massas não cancerígenas que crescem no revestimento do útero ou no tecido do seio. No útero, são indetectáveis até crescerem o suficiente para causar problemas como fluxo menstrual extra-volumoso. Nesse ponto, podem também causar dores pélvicas e abdominais. No seio, são móveis, nódulos flexíveis que emergem como caroços. Cuidados com o fígado podem prevenir a presença dessa enfermidade.

Implicações psicológicas: fibromas são os locais de descarga tóxica por raiva autoinfligida, vergonha, ressentimento e decepção. São os locais onde se guardam velhas feridas emocionais que alimentam medos de abandono e deslealdade. Fortes sentimentos de inadequação e de não ser bom o suficiente também existem. Há problemas de rejeição com um dos pais: no caso da mãe, há a frustração de nunca ter sido capaz de satisfazê-la ou receber sua aprovação. No caso do pai, há problemas de ausência e crítica paterna por se mostrar emocional demais. São pessoas que podem ter criado expectativas irreais que geraram um comportamento anormal. Esses indivíduos travam lutas pelo poder. É como se eles tivessem constantemente de provar sua capacidade para ganhar a aceitação e o respeito que procuram. São perfeccionistas, criam expectativas irreais tanto para eles quanto para os outros.

Emoções associadas: aversão, decepção, raiva, pesar, vergonha, fúria e hostilidade.

Necessidades por trás da enfermidade: corpo – conectar-se com outras pessoas e sentir-se amado.

O que mudar: padrões.

Fibromialgia

Descrição geral: a fibromialgia é uma doença artrítica do sistema muscular e de seus componentes, que atinge: a fáscia, que é uma clara e fina substância semilíquida que segura os músculos, nervos e tecidos juntos; os tendões, que anexam os músculos aos ossos; e os ligamentos, que unem os ossos uns aos outros. A maior parte da dor e desconforto associados à fibromialgia ocorre dentro da fáscia, que é responsável por movimentar toxinas e outros dejetos não desejados para fora dos músculos e tecidos, a fim de eliminá-los.

Implicações psicológicas: esses pacientes lutam com problemas relacionados à falta ou ausência – de poder pessoal, de amor por si mesmos, valor próprio, recursos (tanto de tempo quanto de dinheiro) e apoio. Sentem-se separados do mundo, como se fossem perdedores olhando os outros viverem vidas fabulosas. Abrigam ressentimentos profundamente estabelecidos e frustrações, pois parece que não conseguem executar e manifestar seus desejos e sonhos. É como se estivessem presos e não importa o quanto tentem, não conseguem avançar. Sua percepção é que a vida é uma luta e é muito difícil. Tendem a suprimir suas emoções e a enterrar velhos ferimentos emocionais. Sentem-se enganados, vivendo relação ruim ou num péssimo emprego, e têm medo de dar os passos necessários para mudar. Têm dificuldade de permanecerem com os pés na realidade. É mais fácil verem as coisas pelas lentes da imaginação do que vê-las como realmente são.

Emoções associadas: insatisfação, culpa, preocupação, desamparo, desesperança, desespero e decepção.

Necessidades por trás da enfermidade: mente – sentir-se seguro e no controle da própria vida; corpo – conectar-se com gente e sentir-se amado.

O que mudar: pensamentos e padrões.

Herpes

Descrição geral: é causada pelo vírus herpes-zóster, da mesma família dos responsáveis pela varicela. Herpes são erupções de pele com bolhas agudas, inflamadas, hipersensíveis e dolorosas que eclodem no tronco do corpo ao longo do sistema nervoso periférico. É também uma infecção aguda do sistema nervoso. Quando o vírus está ativo, pode causar febres de baixa intensidade, dores musculares e dor intensa na área afetada do corpo.

Implicações psicológicas: seus portadores têm como tema de fundo a ideia de que as coisas nunca estão certas. Como resultado, eles vivem com decepção e frustração crônicas. Agitam-se e irritam-se facilmente quando as coisas não acontecem como querem. Tendem a microgerenciar tarefas, pessoas e a vida, com medo de que tudo vá desmoronar. Vivenciam raiva quando perdem dinheiro ou apoio. São ansiosos e nervosos com relação à vida e aos relacionamentos. Sentem que os outros se aproveitam de sua boa natureza e sugam toda a sua energia. Quando oprimidos, isolam-se, evitam interação e têm prazer com a própria autopiedade. Vivem desesperados para provar que podem ser bem-sucedidos e manifestar seus sonhos – e que podem fazê-lo sem ajuda de ninguém, o que é uma total dicotomia, pois esperam que os outros estejam lá para ajudar e apoiá-los.

Emoções associadas: ressentimento, raiva, frustração, vergonha, culpa e preocupação

Necessidades por trás da enfermidade: corpo – conectar-se com gente e sentir-se amado.

O que mudar: padrões.

Insônia

Descrição geral: a insônia está cercada por uma variedade de distúrbios do sono, como a falta de relaxamento pleno, sono leve, dificuldade para retomar o sono e despertar antecipado.

Implicações psicológicas: há três grandes causas que contribuem para a insônia:

1. medo do desconhecido (perda de controle);
2. medo em torno da sobrevivência (segurança e confiança);
3. medo do abandono (não se sentir amado).

Pessoas com insônia tendem a lutar com problemas de confiança, o que cria uma atitude de descontentamento e infelicidade. As coisas nunca estão certas ou como deviam ser; elas também nunca possuem o suficiente, seja de tempo ou de dinheiro. Estão sempre esgotadas emocionalmente e se tornam facilmente oprimidas. Têm uma lista interminável de tarefas e não importa o quanto se empenhem, parecem nunca conseguir cuidar de tudo o que precisa ser feito. Essa monumental lista de deveres as devoram por dentro, o que deixam seu sistema imunológico enfraquecido e as tornam vulneráveis a enfermidades relacionadas ao estresse crônico. Estresse é a norma, e quando dispõe de um tempo livre, preenchem-no com tarefas em vez de relaxarem.

Emoções associadas: pesar, medo, preocupação e ressentimento.

Necessidades por trás da enfermidade: mente – sentir-se segura e no controle da própria vida.

O que mudar: pensamentos.

Planta do pé (Inflamação da)

Descrição geral: é a causa mais comum para a dor nos pés e calcanhares. É uma inflamação crônica que surge quando o ligamento da planta do pé está machucado ou hipertensionado. Uma vez que a planta do pé não tem qualidades elásticas, a tensão repetitiva causa a formação de microlesões, que depois inflamam. Quanto mais a sola do pé for tensionada, mais cálcio é depositado nas microlesões. Se não for tratado, ou seja, se o ligamento plantar não for protegido e estabilizado, esses depósitos aumentam e ramificam-se pelos ossos. O problema é comum em pessoas que ficam o tempo todo de pé executando trabalhos monótonos, ou que dançam ou correm muito.

Implicações psicológicas: há duas mensagens diferentes por trás da inflamação da planta do pé: a primeira tem a ver com as pessoas que se sentem paralisadas na vida, com medo de avançar. Parte do problema é que sentem que não têm o apoio de que necessitam. Mesmo assim, não pedem por ele. Elas têm dificuldade em concluir coisas e resolver questões. Sofrem de medo do desconhecido, que as congela. A segunda mensagem tem a ver com sua tendência ao descontentamento e insatisfação. Como resultado, essas pessoas se forçam a fazer e a realizar mais e mais. Têm medo de permanecer muito tempo em um local, temendo que a vida as deixe para trás. São incansáveis na realização de suas metas e correm de uma coisa para outra. Sua perspectiva é que se um pouco é bom, muito é melhor ainda.

Emoções associadas: ressentimento, frustração, ansiedade, irritabilidade e desgosto.

Necessidades por trás da enfermidade: mente – sentir-se seguro e no controle da própria vida.

O que mudar: pensamentos.

Próstata (Doenças da)

Descrição geral: a próstata é uma glândula do tamanho de uma castanha, que produz o fluido essencial para carregar o esperma. Também controla o volume da corrente da urina e costuma preocupar os homens, que, no entanto, não discutem a questão abertamente. Em termos de incidência e gravidade, os problemas na próstata, na percepção do homem, equivalem ao câncer de mama das mulheres. Há três tipos problemas de próstata:

1. alargamento da próstata, conhecida como hiperplasia prostática benigna (HPB);
2. prostatite, infecção bacteriológica;
3. câncer de próstata.

Implicações psicológicas: homens com problemas de próstata se veem como pessoas completamente independentes, que não contam com ninguém. Têm dificuldade em mostrar suas emoções, pois acham isso um sinal de fraqueza. Sentem vergonha em não atender às expectativas dos outros ou não serem responsáveis; acreditam que falharam de alguma maneira em cumprir seu papel como provedor ou protetor. Temem desapontar aqueles que amam, o que pode transformar-se em impotência. Eles têm emoções enterradas, de raiva, culpa e pesar, por divórcio, emprego perdido ou saúde fraca. Sentem-se ineficazes e impotentes. Muitas vezes, problemas de próstata são o resultado tardio de terem sido forçados a exercer um forte papel masculino cedo demais. Relações com pais dominadores e controladores também podem ter inibido sua habilidade em desenvolver a expressão de emoções positivas.

Emoções associadas: vergonha, pesar, tristeza, mágoa, decepção, fúria e indiferença.

Necessidades por trás da enfermidade: alma – crescer e expressar-se; corpo – conectar-se com gente e sentir-se amado.

O que mudar: atitudes e padrões.

Síndrome da fadiga crônica (SFC)

Descrição geral: antes considerada como uma fadiga geral decorrente do excesso de trabalho ou acessos prolongados de estresse, a pesquisa hoje mostra que essa síndrome é, na verdade, resultado de uma desordem do sistema autoimunológico que curiosamente afeta mais mulheres do que homens. Embora ainda não conclusivo, acredita-se que seja causada pelo vírus de *Epstein-Barr*, que é o responsável pela mononucleose infecciosa, pois ambas apresentam muitos sintomas em comum.

Implicações psicológicas: a causa fundamental mais comumente associada à síndrome da fadiga crônica é a frustração que advém da sobrecarga mental e de nunca se ter tempo para fazer o que é importante. Os pacientes sofrem do que é chamado de "vício da urgência", ou seja, são pessoas movidas pela necessidade de fazer o que exerce pressão e não o que é importante. Eles sofrem do que eu chamo de a "síndrome do não", em razão de sua inabilidade em recusar-se a ajudar a quem lhes pede apoio. Parecem ter dificuldade em delegar tarefas e responsabilidades e acreditam que se não fazem tudo pessoalmente, nada será feito a tempo.

Emoções associadas: raiva, ressentimento, frustração, ansiedade, inabilidade e medo de deslealdade.

Necessidades por trás da enfermidade: mente – sentir-se seguro e no controle da própria vida.

O que mudar: atitudes.

Síndrome do intestino irritável (SCI)

Descrição geral: inflamação crônica, em que as membranas do cólon ficam irritadas, causando convulsões abdominais, dores agudíssimas ou problemas de constipação, diarreia, indigestão, gases, inchamento, eructação ou náusea. Mudanças na dieta são o melhor tratamento.

Implicações psicológicas: estresse é o principal fator da SCI, assim como a preocupação crônica. Quem sofre dessa enfermidade tende a ser nervoso e ansioso. São pessoas que têm alta expectativa em relação a si mesmas e nunca ficam satisfeitas; logo, sempre mantêm o elemento de decepção vivo. Sua autocrítica é alta e têm problemas em digerir mudanças. O medo de falhar é supremo e o controle é um problema para elas. Elas microgerenciam o tempo, as tarefas, as atividades de outras pessoas e sua própria programação, pois têm medo de que tudo entre em colapso se abrirem mão do controle. São mandonas, dominadoras, irritáveis e difíceis de satisfazer. Além disso, podem sofrer de transtorno obsessivo-compulsivo (TOC). Emocionalmente, são imprevisíveis e podem ser mal-humoradas, pensativas e instáveis.

Emoções associadas: frustração, preocupação, culpa, fúria e decepção.

Necessidades por trás da enfermidade: corpo – conectar-se com gente e sentir-se amado; mente – sentir-se seguro e no controle da própria vida.

O que mudar: padrões e pensamentos.

Tireoide (Problemas de, mau funcionamento da)

Descrição geral: hipotireoidismo indica uma tireoide pouco ativa, caso em que a glândula para de produzir seu hormônio (tiroxina), para cumprir as exigências do corpo. Consequentemente, o metabolismo é reduzido. A doença de Hashimoto é a causa mais comum da glândula tireoide pouco ativa e também do bócio, ou tireoide aumentada (hipertireoidismo).

Implicações psicológicas: indivíduos com essa enfermidade têm medo de levantar a voz e expressarem suas necessidades. Sofrem com sentimentos de inadequação e têm a percepção de que todos podem ser bem-sucedidos, menos eles. Acreditam que as coisas nunca estão certas – nunca é o momento e o lugar certo. Tendem a deitar e rolar em sua autopiedade e possuem certa dificuldade para ir além da monotonia da vida. Veem o sucesso como algo que sempre os ilude, não importa o quanto se empenhem. Sempre acham que estão fora do ritmo do mundo e por isso nunca se encaixam. São profundamente ressentidos com o fato de que ninguém os ouve ou se importam com eles. Sentem-se sós e sem apoio. Sofrem de baixa autoestima e lutam para serem aceitos pelas pessoas.

Emoções associadas: tristeza, mágoa, desespero, frustração, solidão e desânimo.

Necessidades por trás da enfermidade: alma – crescer e expressar-se.

O que mudar: atitudes.

Zumbido no ouvido (*tinnitus*)

Descrição geral: *tinnitus* é um problema do ouvido, em que se ouve um som interno. Pode ser um toque (parecido com o de telefone), assobio, apito, clique ou gorjeio. Pode ser constante ou intermitente, alto ou suave; é irritante, aborrecedor e causa distração.

Implicações psicológicas: "têm alguém escutando?" e "não me diga o que fazer" são as frases mais comuns para o zumbido. Essas pessoas sentem que algo dentro delas está tentando enviar uma mensagem, mas não conseguem entendê-la. Por outro lado, elas não querem escutar a retórica de ninguém. Em vez disso, marcham ao ritmo de seu próprio ritmo interno. Não se submetem a regras e têm inclinação a reprocessar e rever conversas que as machucou emocionalmente. Podem ser teimosas e recusarem-se a escutar o que as pessoas têm para lhes dizer. Também não ouvem sua voz interna.

Emoções associadas: decepção, ressentimento, pesar, frustração, desprazer e raiva.

Necessidades por trás da enfermidade: alma – crescer e expressar-se.

O que mudar: atitudes.

Só você pode se curar

O princípio fundamental da saúde psicoespiritual é a mudança, mas não necessariamente mudar tudo de uma vez ou tentar algo tão grande que você possa ficar exaurido. Trata-se de empreender simples modificações por vez, como alterar um pensamento, uma atitude, um padrão ou um comportamento. Agindo assim, você atrairá o que quer. Vai viver a vida que deseja e experimentar a boa saúde que lhe permitirá desfrutar dos prazeres disponíveis.

CAPÍTULO 13

Passos para curar a si mesmo

Depois de lhe apresentar o conhecimento e a consciência da enfermidade no corpo, espero que:

- sua percepção sobre a enfermidade tenha mudado o suficiente para você perceber que ela resulta de vários fatores;
- você esteja consciente de que a cura é uma jornada pessoal e não um plano de tratamento tamanho único. Só você pode curar-se, e todas as outras pessoas estão aí só para apoiá-lo;
- você reconheça que a cura requer que se removam os fatores ocultos por trás das enfermidades em todos os níveis – mental, emocional, físico e espiritual. A enfermidade não é sofrimento nem deve vir acompanhada de estresse;
- você compreenda que toda cura requer que se saiba quais passos dar e por onde começar o processo;
- você saiba que precisa prover sua alma, mente e corpo com o que eles necessitam;
- você acredite que curas acontecem porque ocorreram mudanças.

Passo 1: mude seus pensamentos

O primeiro passo para o processo de cura começa com a mudança de pensamentos. E por quê? Porque seus pensamentos são responsáveis pela condição de seu estado mental, gerando saúde ou enfermidades. Eles definem quem você é, no que acredita, como age e o que se torna. O poder de um simples pensamento muda tudo a seu respeito, e faz isso instantaneamente. Altera a química do corpo e do cérebro, o fluir da energia no corpo energético. O que você pensa de si mesmo e de sua alma encontra a expressão física em suas ações e palavras.

Quando você pensa negativamente, você está mandando mensagens enfermas para todo o corpo, para cada célula. Você obstrui sua habilidade física de funcionar corretamente e abre brechas em sua imunidade. O resultado é que suas células se tornam vulneráveis a vírus e infecções e perdem a habilidade de permanecerem sadias e viáveis.

Por outro lado, quando pensa positivamente, você está enviando mensagens saudáveis dizendo à sua alma, mente e corpo que tudo está bem. Você está reforçando sua imunidade e revitalizando células e cria um ótimo ambiente interno de boa saúde. *Pensamentos estão associados às necessidades da mente, que são sentir-se seguro e estar no controle da própria vida.*

Aqui estão algumas dicas para mudar seus pensamentos:

- *atente para seu diálogo interno*. Preste atenção em como fala consigo mesmo, pois isso reflete a qualidade de seus pensamentos. Quando você se vê dizendo coisas que não diria a seu pior inimigo, pare imediatamente;
- *descubra seu guia interior e aprenda a escutá-lo*. Isso não é sua mente consciente, é sua intuição. Como você sabe a diferença? A primeira aborrece e repreende você por não fazer algo ou compreendê-la plenamente. Cria ansiedade e estresse. O que você escuta é a voz de sua alma, que nunca censura ou cria ansiedade. Pelo contrário, dá ânimo, inspira, oferece alternativas e cria estímulos, como a necessidade de mudar o seu pensar. Se você está acostumado a escutá-la e a apenas agir de acordo com as exigências de sua

mente consciente, isso vai exigir alguma prática e concentração. Entretanto, os benefícios são muitos;

- *evite ficar entediado*. O tédio cria o ambiente negativo para pensamentos negativos borbulharem até a superfície e reenviarem suas mensagens. Quando o cérebro torna-se ocioso, fará qualquer coisa para preencher o tempo com pensamentos não produtivos. Criará até dor e enfermidade se isso é o que precisa para manter-se ocupado;
- *continue a aprender*. A aquisição de conhecimento estimula o desenvolvimento de neurônios e encoraja o cérebro a reorganizar-se quando se fixa em padrões de pensamento prejudiciais. Mantém a mente ágil e as células do cérebro comunicando-se. Procure desenvolver novas habilidades que possam expandir seu conhecimento e torne-se um perito em algo de seu interesse;
- *expresse a sua criatividade*. É difícil para o cérebro tornar-se ocioso ou focar coisas negativas quando está ocupado em criar algo novo. Criatividade alimenta a mente e a alma e torna reais seus talentos e dons inerentes. Ela permite que você se expresse de um jeito que os condicionamentos impedem, abrindo espaço em sua vida para a diversão;
- *se você não pode eliminar, recomponha*. Carl G. Jung dizia que "tudo depende da maneira como olhamos as coisas e não como elas são em si mesmas". Se você tem problemas para mudar seus pensamentos, então reveja o papel deles. Em vez de vê-los como limitações, veja-os como oportunidades. Pergunte-se: "*Qual a melhor maneira de meus pensamentos me ajudarem no processo de cura?*";
- avalie suas escolhas antes de fazê-las. Pergunte-se: *"Estou fazendo essa escolha pelas minhas próprias razões ou de outrem"*? Sua resposta dirá se a decisão é certa ou não. Faça opções que são importantes para você e apoiam seus valores e princípios. Não se comprometa. Nem à sua integridade. Lembre-se de que satisfação pessoal é sentir-se bem em relação a si mesmo, algo mais importante do que dinheiro no banco ou ser querido pelas razões equivocadas;

- *quebre as suas rotinas mentais*. Se você tende a insistir no que é "testado-e-aprovado", arrisque-se e tente algo diferente – pense em algo e coloque em ação. Fazendo isso, você vai limpar a bagunça da velha confusão mental que se acumula com pensamentos repetitivos e abrir espaço para explorar e criar. Pergunte-se: "*Mas e se?*" ou "*Por que não?*";
- *desenvolva um senso holístico de realidade*. Não permita que seus medos, preconceitos e crenças limitem seu senso de realidade. Eles reduzem seu mundo exterior ao que é seguro e garantido e limitam aquilo que você pode realizar. Em vez disso, expanda sua percepção da realidade de forma que você possa ver como seu ambiente afeta seu mundo interior. Coloque sua intuição para funcionar e use-a com a habilidade da observação, permitindo-lhe ver as coisas do jeito que elas realmente são e não da maneira que você quer que sejam. Isso vai permitir que você encontre as oportunidades que a vida revela. E também deixará que você faça escolhas melhores e mais saudáveis;
- *procure soluções em vez de viver exclusivamente para seus problemas*. O propósito da vida é ganhar experiências. E com elas, vêm os problemas – às vezes, muitos deles. O que define sua saúde não é o volume de desafios que enfrenta, mas como você lida com todos eles. Quando você resolve seus problemas, liberta-se do controle dos outros e dos problemas deles. Você se torna o mestre de seu próprio destino e atrai experiências que promovem boa saúde.

Passo 2: mude suas atitudes

"O copo está meio vazio ou meio cheio?" Sua resposta a essa questão é um indício de como anda sua atitude. O segundo passo no processo de cura é mudar as atitudes, porque elas determinam como você se engaja na vida e como interage com os outros. Atitudes têm impacto no bem-estar do corpo, abrigam todas as expressões emocionais – positivas e negativas – e são multidimensionais por natureza, o que significa que você pode ter um panorama espiritual otimista, mas uma posição mental prejudicial.

A cura requer disposição afirmativa em todos os níveis – espiritual, mental e emocional. Atitudes influenciam seu panorama de vida, têm impacto na sua autoimagem, afetam seu comportamento e determinam sua disposição em participar da recuperação. Se forem positivas, manifestam coragem, perseverança e elasticidade – todas as qualidades necessárias para suportar os desafios que a vida apresenta. Se negativas, elas limitam, instalam o medo e distorcem sua percepção sobre o que você é capaz de realizar.

Atitudes revelam se você se sente confiante ou se sente vítima, elas falam às outras pessoas muito antes de você dizer qualquer palavra. *Atitudes estão associadas com as necessidades da alma, que são crescer e expressar-se.*

- *desenvolva a consciência de que você necessita.* Isso não exige uma situação complicada ou uma extenuante análise que consuma tempo e energia. Você pode começar numa escala menor, como reconhecer que, ao chegar em casa depois do trabalho, necessita de alguns minutos de sossego antes de mergulhar nas demandas de sua família ou, ainda, que precisa passar mais tempo com seus amigos sem sentir-se culpado ou preocupado com o que os outros pensam ou sentem. Permita-se colocar suas necessidades em primeiro lugar, fazendo coisas que você aprecia;
- *recomponha suas percepções das emoções.* Emoções são saudáveis. Elas são o jeito de a alma dizer como você se sente a respeito de algo e alertá-lo quando você estiver se prejudicando. No caso da raiva, seja qual for a razão, a mensagem é que algo precisa ser mudado imediatamente, pois está colocando você numa situação prejudicial. Revela o grau de compromisso que você sente e diz se suas fronteiras pessoais foram violadas. Quando você perceber que está com raiva, encontre maneiras de expressá-la, de modo que não sejam destrutivas nem para você, nem para os outros. Aprenda como trabalhar sua ira sem combiná-la com outras emoções como a culpa, preocupação ou ressentimento;
- *permita-se chorar, se precisar.* Em algum momento, todos nós precisamos de um bom choro para liberar as emoções que escondemos dentro de nós. Chorar libera substâncias químicas curativas que são transportadas através da corrente sanguínea para todas as partes do

corpo, apressando a cicatrização de ferimentos na pele. Também ajuda você a ser mais eficaz ao lidar com os desafios da vida;

- *trate-se com o mesmo carinho que você compartilha com os outros.* É um aspecto muito interessante da natureza humana que sejamos gentis com estranhos e aqueles que prezamos, mas tenhamos dificuldade em dispensar o mesmo tipo de tratamento a nós mesmos. Alegre-se com você mesmo e concentre-se nas coisas que você faz muito bem. Seja paciente e diga uma palavra de encorajamento a si mesmo quando fizer algo que o faça se sentir bem;
- *amor.* Essa emoção é um poderoso aliado da cura e uma atitude eficaz de ajustes. Torna possível a você ver-se através dos olhos de outra pessoa e entender o quão amoroso, carinhoso e maravilhoso você é. É uma recompensa da vida e uma dádiva – quanto mais você ama, mais afeição você recebe de volta. Bernie Siegel diz melhor: "Se você ama, nunca poderá ser um fracasso";
- *pratique o autoperdão.* Se você acredita que não existem erros ou perdas totais nesta vida, apenas oportunidades de aprender, perdoar-se será uma tarefa ainda mais fácil. Aceite-se da maneira que você é, incluindo suas fragilidades e imperfeições. O dom de se perdoar reconecta a alma, a mente e o corpo. O perdoar-se é a expressão definitiva do amor-próprio;
- *ria mais.* É difícil (se não impossível) manter uma atitude negativa quando se está dando uma boa gargalhada. Além disso, é bom para o corpo – um tipo de programa interno de exercícios –, pois o riso trabalha os pulmões, o coração, o cérebro e os músculos. Leia um bom livro de humor, veja um filme engraçado ou vá a algum lugar onde possa estar perto de crianças. Note como elas riem e o que elas acham tão divertido. Você poderia até descobrir-se dando risadas das coisas mais simples. Em seu livro, *Anatomia da melancolia,* escrito há quase quatrocentos anos, Robert Burton diz: "O humor purifica o sangue, tornando o corpo jovial e vigoroso";
- *desenvolva uma atitude de gratidão.* Gratidão abre seu coração e inunda seu corpo com a energia curativa do amor. Ser agradecido estimula

atos de bondade ao acaso e mantém você focado no que é correto e bom em sua vida. Ajuda você a desenvolver a apreciação por coisas simples e lembrar de agradecer por tudo o que tem. A gratidão o faz se sentir bem, promove a saúde e beneficia a alma;

- *nunca desista da esperança.* Mesmo quando os tempos estão difíceis e você sente que está na noite mais escura de sua alma, não desista de ter esperança, porque onde existe esperança, não há medo. Esperança pode ser mais poderosa para o processo de cura do que qualquer tratamento oferecido por médicos. Fortalece você para confrontar-se com seja lá o que for que a vida lhe apresente. Com ela, você faz tudo com graça e confiança;
- *faça um diário de cura.* Nada cura os ferimentos emocionais do passado mais rápido do que trazê-los à superfície, de forma que você possa vê-los sob a luz do dia. Quando as velhas feridas e suas pesadas cargas emocionais são mantidas dentro dos confins do cérebro, elas se alimentam de si próprios, até que neutralizem sua habilidade em transmutá-las. Tornam-se maiores do que a vida, criam comportamentos anormais e distorcem sua autopercepção. Escrever um diário motiva-o a cuidar de um velho machucado, para logo tornar-se emocionalmente mais forte.

Passo 3: mude seus padrões

A parte final do processo de cura é provavelmente a mais fácil, pois tudo o que você tem a fazer é colocar-se de lado e tornar-se um observador de seu próprio comportamento. Você verá imediatamente os seus hábitos, as zonas de conforto, os temas de fundo e suas idiossincrasias, reconhecendo o padrão que criaram. No entanto, começar por aqui não é o melhor caminho. Claro, alivia a dor e ajuda a administrar o estresse, mas não cura o que criou os padrões. É por isso que é tão importante começar com o "Passo 1" e achar a origem de tudo – o pensamento.

Mas descobrir a semente responsável por um padrão não é fácil. Ao longo dos anos, ele esteve encoberto por outros pensamentos que o cérebro considerava similares. Aqui é onde os padrões podem ser realmente úteis, pois eles identificam não apenas o simples conceito que você procura, mas também a qualidade de todos os pensamentos por trás de um comportamento repetitivo, permitindo que você se foque no que é necessário mudar.

Pense sobre um padrão que parece limitar você. Talvez você sempre esteja atrasado para seus compromissos, por exemplo. Isso até se tornou o pomo da discórdia em suas relações pessoais ou profissionais, impedindo que você ganhasse aquela promoção desejada. Enquanto você observa, pode reconhecer que há situações em que você não só não se atrasa como até chega cedo. Qual é a diferença? Quais são os pensamentos por trás de se estar sempre atrasado? Você se ressente por fazer algo que não quer? Qual o significado oculto de chegar na hora? Esses pensamentos são o reflexo do que você quer realmente fazer?

Uma vez reconhecida a diferença, é fácil alterar o padrão, mudando o pensamento. Em vez de fazer coisas para agradar aos outros, faça-as pelas suas motivações. *Padrões estão associados com as necessidades do corpo, que é conectar-se com outras pessoas e sentir-se amado*. Aqui estão algumas coisas que você pode fazer e que o ajudarão a mudar:

- *torne-se consciente de seus padrões*. Quando você está consciente deles, você pode escolher o que quer manter e o que quer mudar;
- *crie um círculo íntimo de amigos*. Eles mantêm você ligado à vida e o convidam a participar de coisas novas e diferentes. Criam um lugar seguro para você partilhar suas emoções, medos, mágoas, os desejos mais íntimos, sonhos e metas sem medo da retribuição. Eles expandem a sua autopercepção e até dirão quando algo não estiver certo. Estudos revelam que pessoas envolvidas numa relação íntima de longo prazo, que pertencem a clubes e organizações ou têm um forte círculo de amigos, vivem mais. E vivem vidas saudáveis;
- *envolva*-se *e ajude outros*. Nada mantém mais rápido você longe da monotonia do que atender alguém necessitado. O ato de ajudar, na realidade, está ligado ao seu cérebro. Quando faz algo pelos outros, libera mensagens de cura e endorfinas. A dádiva de ajudar os outros fortalece você;

- tente algo novo. Diversifique suas atividades, nem que seja apenas para testar uma receita toda semana ou mudar o estilo ou a cor do cabelo. É fácil entrar na rota e pegar o atalho que apresenta menor resistência quando velhos padrões dirigem sua vida. Faça algo ousado como pedir qualquer coisa inusitada do cardápio ou ir a um novo restaurante em vez de frequentar aquele de sempre. Planeje férias diferentes das que você tira geralmente, de forma que encontre gente nova e entre num círculo social diferente. Aprenda a dançar, a tocar um instrumento ou a pintar;
- introduza alguma diversão no seu dia a dia. A vida se torna um tédio se não há diversão alguma. A recreação faz a diferença, dá habilidade ao corpo para curar a si mesmo porque ela cancela o estresse e a negatividade que acompanha a vida de adulto. É difícil não rir e ficar alegre quando você se pega fazendo algo que coloca um sorriso em seu coração. Enquanto você se diverte, é mais difícil levar a vida tão a sério;
- marche ao ritmo do seu ritmista interior. Em vez de tentar agir ou se parecer com todo mundo, encontre algo que diferencie você dos outros, algo que o torna único. Amplie isso e use-o como inspiração para mudar velhos padrões;
- aprenda mais sobre quem você é. Nada muda padrões mais rápido do que descobrir algo novo a respeito de si mesmo. Estude mais a sua personalidade e por que você pensa e age de determinado jeito. Ingresse em atividades que revelem seu verdadeiro talento e descubra como desenvolvê-los. Livre-se daquele pensamento que diz que não se ensinam novos truques a cachorros velhos. Todos podem aprender desde que utilizem a motivação certa. Descubra o que o motiva;
- *passe um tempo com a natureza*. Ao observar o mundo natural, você começará a compreender que sua vida também atravessa ciclos, que existem marés e correntes. Você descobrirá que existe uma simbiose em tudo com a natureza; você verá, por exemplo, que crescer leva tempo e que tudo progride em seu próprio ritmo;

- *continue se movendo*. O movimento é interessante porque muda tudo de momento em momento. Se você bloqueia o movimento, bloqueia mudanças; é como água parada, torna-se estagnado. Mover-se é estar vivo. Inibir a ação cria enfermidade. O movimento é bom para a alma, a mente e o corpo e quebra de vez os velhos e cansados padrões.

A enfermidade como mestre

De certa maneira, a enfermidade é uma grande mestre. Chama a nossa atenção para o fato de que algo a causou. Nosso trabalho, se quisermos nos curar, é descobrir e eliminar essa causa. Quando ela surge, nossas prioridades imediatamente mudam de foco: das exigências do ambiente externo passamos a dar mais importância às necessidades do mundo interior. Ajuda-nos a lembrar o que é importante e oferece tempo para reflexão e introspecção. Ficar doente nos lembra que cada um de nós guarda dentro de si o poder curativo, que é tão eficaz que pode transmutar câncer e outras condições fatais. Temos o poder para tal proeza. A enfermidade nos lembra de que precisamos livrar-nos da retórica que nos causa preocupação, um comportamento que faz com que nos esqueçamos de nutrir as necessidades da nossa alma, mente e corpo. As enfermidades atuam como catalisadores que nos puxam, sacodem e imediatamente redirecionam nossa atenção para dentro. Faz isso para nos lembrarmos de:

- experimentarmos a vida alegremente;
- amarmos sem medo de nos machucar;
- rirmos bastante, divertirmo-nos muito;
- aprendermos com nossas experiências;
- aprendermos a expandir nossa autopercepção;
- libertar-nos das limitações de nosso condicionamento;
- crescermos pessoalmente e evoluirmos espiritualmente;
- vivermos bastante e prosperarmos com as lições aprendidas.

As enfermidades nos reconecta com nossa alma e natureza espiritual e liga nossa mente com nosso corpo. Ao mesmo tempo, oferece-nos a oportunidade de fazer as necessárias correções de curso que nos colocarão de volta aos trilhos e nos ajudarão a lembrar de quem somos. Uma vez que nos lembramos de nosso verdadeiro eu *versus* o que nossos condicionamentos nos dizem para ser – estaremos prontos para seguir em frente em nossa vida, com um sentimento de confiança e coragem para mudar pensamentos, emoções, atitudes, crenças e temas de fundo que são as raízes de nossas enfermidades. Então, seremos capazes de criar a vida e a saúde que desejamos, curando a nós mesmos.

Acho que Henry David Thoreau descreveu o processo de cura eloquentemente: *"Se alguém avança com confiança na direção de seus sonhos, e esforça-se para viver a vida que imaginou, vai deparar com um sucesso inesperado. Deixará algumas coisas para trás, atravessará uma fronteira invisível; leis novas, universais e mais liberais começarão a se estabelecer à sua volta e dentro de si; ou as leis antigas se expandirão e serão interpretadas a seu favor, em um sentido mais liberal, para viver com a licença da ordem superior dos seres".*

AGRADECIMENTOS

Escrever um livro, qualquer livro, é o resultado de muitas horas sentada à frente do computador, na esperança de que as palavras fluam livremente, tentando colocar no papel o amor, o apoio e o encorajamento oferecido por centenas de pessoas através das mensagens que recebi. Este livro não é diferente no sentido de que reflete não apenas o coração daqueles que sentaram à minha frente para uma consulta, mas também a luta que travaram contra a enfermidade. Eles me mostraram o que era a verdadeira coragem quando muitos lutavam contra o estágio IV de câncer e como a esperança foi poderosa na luta por sua vida. Muitos superaram suas doenças mesmo quando médicos disseram que não poderiam fazê-lo e muitos fizeram sua transição para a luz. Quando tive o desejo de entender o diabetes e seus significados ocultos, eles vieram. Quando quis entender a fibromialgia e as doenças do coração e seus significados ocultos, eles vieram. Cada um deles foi meu professor e todos foram responsáveis por aguçar minhas habilidades como médica intuitiva. Agradeço a cada um e a todos por tornar minha vida mais rica e por permitir que eu tocasse a beleza de sua luz. O mundo é realmente afortunado por ter sido abençoado com a presença de vocês.

Este livro reflete a sabedoria dos mentores da minha vida: Thot, Hermes, Paracelso, Hipócrates, Carl Jung, Sigmund Freud, Manly P. Hall, Edgar Cayce e Louise Hay. Foi por meio de seus escritos que vim a compreender que a enfermidade é o resultado do estado mental que afeta o estado físico e que existem muitos fatores responsáveis por nos tornarmos doentes.

Ele também reflete a interação e a validação dos muitos médicos que trabalharam comigo e enviaram seus pacientes para mim quando não estavam certos do que fazer. Sei que para muitos, seus colegas ficaram imaginando o que estariam fazendo ao conversar com uma médica intuitiva e talvez até os questionassem se haviam perdido de vez o juízo.

Tornar este livro realidade foi um processo pessoal, ele não teria acontecido se não fosse pelo encorajamento e apoio amoroso de meu marido, Bruce, que tem me escutado por vinte e quatro anos, que me ajudou a captar meus dados de pesquisa, ficou ao meu lado na estrada e na sala de aula, que passou muitas noites sozinho, enquanto eu estava ao computador escrevendo livros. Seus *insights* sobre meu trabalho, hábitos e idiossincrasias no estilo de escrita, além de sua habilidade para editar o trabalho, quando às vezes francamente ele não estava certo do que eu tentava dizer, é realmente uma dádiva em minha vida. É raro encontrar, numa relação, o melhor amigo, a alma gêmea e o parceiro naquele a quem você ama. É raro também ter um relacionamento e amor que desejaríamos para todas as pessoas. Sou grata por tudo o que você faz.

Agradeço a minhas garotas, Diana e Cindy. Vocês estão sempre ao meu lado e me escutam com amor e coração compassivo. É uma alegria tê-las trabalhando no mesmo campo que eu. Cada uma de vocês traz muito à mesa de trabalho e são muito talentosas. Diana, suas habilidades profissionais são admiráveis e, no futuro do Ritberger Media Group, vão ajudar a tornar meu sonho real. Cindy, você é versada, uma terapeuta talentosa e ajuda muitas pessoas. Somos uma grande equipe de cura. Ashey, vovó ama você demais e se maravilha com sua coragem e alegre natureza ao viver com distrofia muscular. Você me lembra a cada dia como a vida é preciosa e como é importante encontrar prazer nas coisas simples.

Mãe, pai, Ginger e Petty, vocês sempre estiveram ao meu lado, mesmo em minhas horas mais escuras ao tentar descobrir o que fazer com esse jeito alterado de ver o mundo. Em nenhum momento vocês deixaram de acreditar em mim quando eu disse que podia ver a aura ao redor das pessoas, plantas e animais domésticos. Claro que havia aqueles olhares indagando "ela está bem?", mas vocês me amaram muito e sempre estiveram ao meu lado. Obrigada.

Shannon Littrell, extraordinário editor, sua maestria transforma meu trabalho em algo compreensível e gramaticamente digerível – nem sempre uma tarefa fácil, *mas você é paciente*, como diria o mestre Jedi Yoda. Amo a sua natureza alegre a me ajudar. É um prazer trabalhar com você.

Jessica Kelley, você é mágica com as palavras e o conteúdo. Depois que tudo está pronto, você torna o livro melhor colocando seu toque especial. Hay House é afortunada por tê-la em seu time – como eu também sou. Obrigada pelo trabalho bem-feito.

Obrigada Louise Hay, Reid Tracy, Jill Kramer, Donna Abate, Margaret Nielsen, Carina Sammarino e toda a equipe da Hay House por tudo o que vocês fazem por seus autores. Obrigada, Summer McStravick, Diane Ray, Emily Manning, Joe Bartlett, Sonny Salinas, Kyle Rector e Roberto Criado na **HayHouseRadio.com**, pelos grandes e divertidos programas de rádio. Hay House é uma luz superbrilhante em um mundo que às vezes tem tão pouco brilho.

Danny Levin, você sempre acreditou em mim e me encorajou a escrever este livro. Espero que você se divirta.

CURE-SE foi impresso em São Paulo/SP,
pela RR Donnelley, para a Larousse do Brasil, em junho de 2009.